체험을 통해 밝혀진 건강이야기

혈통만사

체험을 통해 밝혀진 건강이야기

혈통만사

의사 **남동욱** 지음

모아북스
MOABOOKS

당신의 혈액은 어떤가요?

'불로장생'이라고 하면 진시황제까지 거슬러 올라가야 하는 옛날 이야기라고 생각하기 쉽지만, 사실 현대의학의 주제 또한 '수명연장'과 '질병으로부터의 해방'인 것을 생각해보면 그 연장선상으로 볼 수 있다.

현대의학은 그간 인간의 수명을 늘리기 위해서, 그리고 질병을 치료하기 위해서 노력해왔다. 이전에는 질병 자체를 알기 위해서 연구를 많이 했다. 그 결과 이전에 알지 못했던 질병들의 원리, 즉 병리를 하나둘씩 알아가게 되었다. 그 과정에서 질병의 진단법, 치료법도 함께 발전하였다. 병리에 맞는 약도 속속들이 발견되었다.

과거에는 대규모 연구를 통해 획일적인 치료법을 찾아내는 데 노력을 기울였다. 예를 들어 당뇨병의 경우 인종, 나이, 생활습관 등을 고려하지 않고도 메트포민이라는 첫 번째 약제를 거의 통일해서 처방했다. 그러나 요즘에는 이 트렌드가 조금씩 바뀌고 있다. 개인의 유전자 검사를 통해 유전적인 특징을 알아내고, 개인에 맞는 맞춤 의학이 중심이 되어가고 있다.

그럼에도 예나 지금이나 중요한 것은 우리의 체액, 바로 혈액이다. 혈액 검사만 하더라도 굉장히 많은 것을 알 수 있는 시대가 되었다. 단적인 예로, 혈당 수치, 콜레스테롤 수치, 염증 수치, 심지어 유전자까지도 혈액으로 알아낼 수 있다. 이런 데이터를 분석했을 때, 어떤 질병에 걸릴 가능성이 높은지까지도 예측할 수 있는 시대가 되었다.

딱히 그런 검사를 하지 않더라도, 얼굴 혈색만 보고도 대략적으로 한 사람의 건강 상태를 알 수 있다. 필자의 경우에도 환자가 많아 바쁘게 오전을 보내고 나면 주변 사람들이 한마디씩 한다.

"원장님, 얼굴이 하얗게 떴어요."

"원장님, 얼굴이 안 좋아 보여요. 어디 아프세요?"

놀라운 것은, 스스로 자각하지 못하고 있다가 주변 사람들이 알려주고 나면 그때야 통증이나 증상이 조금씩 느껴진다는 것이다. 이렇듯 혈액은 정말 중요한 역할을 한다.

하지만 대부분의 사람들은 혈액과 혈관이 왜 중요한지, 얼마나 중요한지, 또 어떻게 관리해야 하는지 잘 모른다. 그것이 필자가 이 책을 쓴 이유다.

필자는 이 책을 통해 혈액과 혈관 건강의 중요성을 알리고자 한다. 이론적인 내용뿐만 아니라 실제로 건강을 되찾은 사람들의 사례도 소개하여 신뢰감을 높이고자 했다. 사례를 통해 희망을 발견하고, 이론적인 부분을 함께 익혀 실생활에 적용할 수 있는 책이 되었으면 한다. 그것이 현대 기능 의학을 공부한 사람의 책임이자 의무가 아닐까 싶다.

이 책을 읽고 더 많은 분이 건강한 삶을 누리시길 바란다.

의사 남동욱

차례

3장 미래, 건강 수명 연장의 해답

4장 다시 건강을 되찾은 사람들

1장

과거, 현대의학의 한계

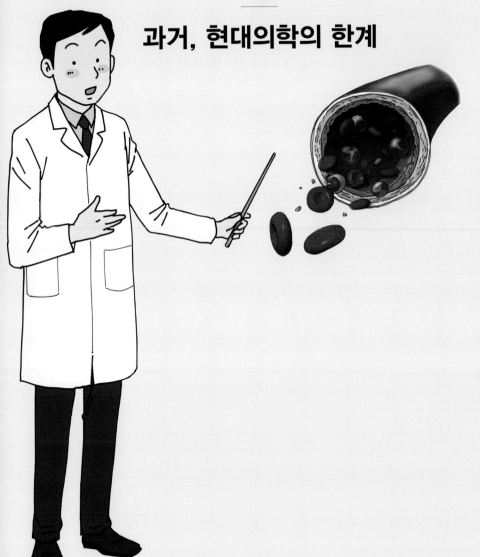

왜 혈액이 중요할까?

머리끝에서 발끝까지, 우리 몸 어디든 혈액은 흐르고 있다. 지금 통증의학과에서 일하고 있는 나는 엄청나게 많은 주사를 신체 다양한 부위에 놓아 봤다. 때에 따라 주사를 놓고도 피가 나지 않는 경우도 있다. 하지만 대부분의 경우 주삿바늘을 빼자마자 피가 나온다. 이는 몸 전체에 혈관이 연결되어 있고 심장을 중심으로 몸 구석구석까지 피가 흐르고 있다는 뜻이다.

우리 몸의 어느 한 군데에 피가 흐르지 않는다면 문제가 생긴다. **혈액은 세포에 필요한 영양분을 장으로부터 흡수하여 세포에서 사용할 수 있게 공급하는 수송 파이프이다.** 또한 세포에서 필요 없는 노폐물을 다시 가져갈 때도 사용하는 통로이다. 몸을 방어하는 면역 세포들이 다니는 길이기도 하며, 신경계 및 내분비계 신호를 전달하는 도로이기도 하다. 몸에 이물질이 들어왔을 때 해독 기관인 간으로 이를 옮기고, 안전하게 신장 및 쓸개로 배출할 수 있게 돕기도 한다. 이렇듯 혈액의 중요성은 아무리 강조해도 지나치지 않다.

전 세계 사망 원인 1위는 심혈관 질환

　심혈관 질환은 전 세계 사망 원인 1위로, 질병 사망자 셋 중 한 명이 심혈관 질환으로 사망한다. 한국인도 암에 이어 두 번째로 많은 수가 심혈관 질환으로 사망한다는 통계청 자료가 있다.

　사망원인 두 번째와 세 번째는 심혈관 질환과 뇌혈관 질환이다. 이 둘을 더하면 115.4로, 사망자 10만 명당 115.4명이 혈관 질환으로 사망했다는 결과다. 사망자뿐만 아니라 병원을 찾는 혈관 관련 환자

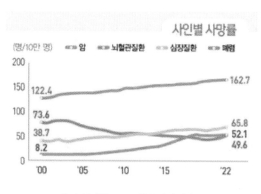

출처: 통계청, 2023 한국의 사회지표

수도 증가해서, 건강보험심사평가원에 따르면 2022년 기준, 지난 5년간 심혈관 질환자 수는 20% 가까이 늘어났고 뇌혈관 질환자 수는 21% 늘어났다.

여기서 한 가지 눈여겨볼 점은, 10대부터 30대 환자 수가 빠르게 증가하고 있다는 사실이다. 불과 10~20년 전만 해도 잘 나타나지 않았던 현상으로, 이전 세대와 지금 세대 전반적인 환경에 크나큰 변화가 있었다는 것을 추측할 수 있다. 나이가 위험도를 올리는 중요한 이유인 것은 사실이다. 하지만 이러한 통계가 나이 외에 여러 가지 원인

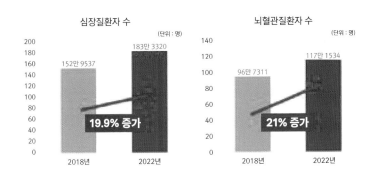

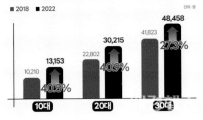

출처: 건강보험심사평가원, 매경헬스

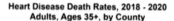

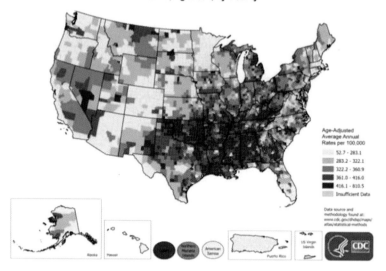

CDC의 통계자료-인구 10만 명당 심장 질환으로 사망한 환자의 수

이 심혈관계 및 뇌혈관계 질환에 작용한다는 것을 증명하고 있다.

현대의학의 선구자 역할을 하고 있는 미국은 더욱 심각한 상황이다. 미국질병통제예방센터(CDC)에서 2024년에 발표한 내용을 살펴보면, 심장 질환은 인종, 성별에 상관없이 사망 원인 1위를 차지하였고, **33초마다 미국인 한 명이 심혈관계 질환으로 사망한다고 한다. 2021년에는 69만 5천 명의 미국인이 심장 질환으로 사망하였고, 이는 전체 사망의 20%를 차지한다.** 덧붙여 말하면 69만 5천 명은 우리나라 천안시 인구와 맞먹는 숫자이다. 또한 정말 놀라운 점은 2018~2019년, 단 1년 동안 사용한 지출 비용이 약 330조 원에 이른다는 것이다.

현대의학은 심혈관계 질환을 제대로 치료하고 있나?

심혈관계 및 대사 질환에서 가장 흔한 것을 꼽으라면 고혈압, 당뇨, 고지혈증일 것이다. 대부분의 환자는 이 병을 관리하기 위해 약을 복용한다. 고혈압을 치료하기 위해 혈압을 낮추는 여러 가지 약제(혈관을 확장시키거나 몸의 수분을 줄이는 이뇨제 등)가 흔히 처방된다. 당뇨병의 경우에는 혈당을 낮추기 위해 간에서 포도당 합성을 방해하거나 인슐린이 효과적으로 작용하게 하는 약제를 쓰거나, 인슐린 자체를 투여한다. 고지혈증의 경우에도 콜레스테롤을 합성하는 경로를 방해하여 혈액 속 콜레스테롤 수치를 낮춘다.

환자들은 의심의 여지 없이 계속해서 약을 복용하고, 정기적으로 피검사를 하며 질병을 관리한다. 하지만 이 질병에서 벗어나서 약을 끊는 사람은 많지 않다. 심지어 몇몇 의사들은 한 번 이 질병에 걸리면 죽을 때까지 약을 먹어야 한다고도 말한다. 실제로 약을 끊지 못하는 것일까? **약을 계속해서 복용한다고 해서 심혈관계 질환으로 사망할 가능성이 낮아지는 것일까? 그렇지만은 않은 것 같다.**

미국의 여러 논문들을 살펴보면, 혈중 콜레스테롤이 낮다고 해서 꼭 심혈관계 질환에 걸릴 확률이 낮아지는 것 같지는 않다. 2000~2006년도에 심혈관 질환으로 입원한 환자 13만 6,905명을 대상으로 콜레스테롤 수치를 살펴보았을 때, 콜레스테롤 수치가 정상인 사람의 비율이 50% 이상이었다. 다른 논문에서 혈중 콜레스테롤을 낮추는 약제인 스타틴을 복용한 후에도 심혈관계 질환의 위험도가 남아 있는 사람들의 비율을 살펴보니 60~70%였다. 즉, 약물 복용이 효과적이었던 사람이 30%밖에 되지 않았다는 것이다.

오히려 약물 부작용이 일어났다. 스타틴을 복용하면서 근육통을 호소하는 사람이 10% 정도 있었으며, 가끔 횡문근융해증이라는 심각한 부작용도 나타났다. 소화기 계통의 문제로 설사, 소화불량, 울렁거림 등을 호소하는 사람들도 있었다.

또한 콜레스테롤을 심하게 낮춤으로써 생기는 질병도 있었다. 몇몇 연구에서는 콜레스테롤 수치를 160mg/dl 이하로 낮추었을 때 뇌졸중과 뇌출혈의 확률이 올라간다는 발표가 있었다. 또한 낮은 콜레스테롤은 충동적인 행동, 우울증, 자살 시도가 늘어난다는 연구도 있다.

콜레스테롤 약만의 문제가 아니다. 유명한 ACCORD Trial이라는 연구를 살펴보면, 혈당을 강력하게 낮춘 그룹(HbA1c < 6%)과 조금 더 높은 혈당치를 허용한 그룹(HbA1c < 7%)을 비교했다. 결과는 강력하게 혈당을 낮춘 그룹에서 더 많은 사망, 저혈당성 이벤트, 그리고

체중 증가가 있었다. 당뇨병에서 혈당만을 낮춘다고 해서 더 좋은 결과로 이어지는 것이 아니었다.

현대의학에서 치료라고 생각했던 처방들이 질병의 진짜 원인은 해결하지 못하고 있다는 결론에 이를 수밖에 없다. 즉, 감기처럼 진짜 원인인 바이러스를 죽이지 못하고 콧물, 기침 같은 증상만을 완화하고 있다는 의심을 지울 수가 없다. 그렇다면 심혈관 질환의 진짜 원인은 무엇일까?

2장

현재, 기능 의학의 필요성

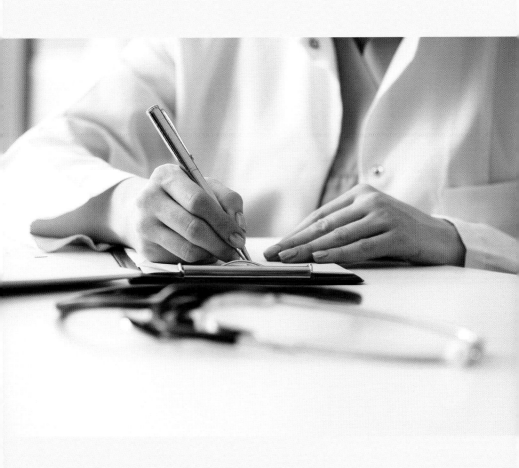

심혈관 질환의 진짜 원인은?

앞서 통계를 설명할 때도 언급했지만, **심혈관 질환의 원인은 아주 다양하다. 하지만 가장 중요한 원인을 하나 꼽으라고 하면 인슐린 저항성이라고 할 수 있다.** 인슐린이라는 물질은 익히 들어보셨을 것이다. 인슐린 주사, 인슐린 펌프 등 당뇨병 치료 약제에서 정말 흔히 언급되기 때문이다.

인슐린은 심혈관계 질환에서 아주 중요한 물질 중 하나이다. 인슐린이 하는 역할은 정말 다양하다. 대표적으로 다량영양소(Macronutrient)라고 불리는 탄수화물, 단백질, 지방의 대사를 돕는다. 그 대사를 하는 데 있어 핵심적인 역할을 하는 미토콘드리아의 기능을 돕기도 한다. 즉, 심혈관계에서 가장 문제가 되는 당과 지질의 대사를 조절하는 핵심적인 호르몬이라는 이야기이다. 이 외에도 인슐린은 면역계나 호르몬계에서도 중요한 역할을 한다.

그런데 이 인슐린이 말을 안 들을 때가 있다. 항생제 내성이라는 말을 들어봤을 것이다. 항생제를 오용·남용했을 때, 몇몇 균들은 그

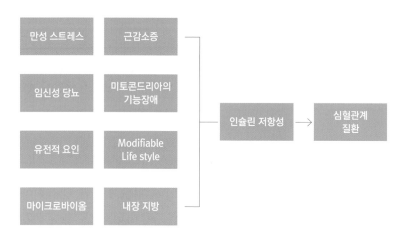

인슐린 저항성의 원인

항생제에 내성이 생겨 항생제를 투여해도 균이 죽지 않는다. 그것과 같이 우리 몸의 세포가 인슐린에 내성이 생기고 있다. 이것이 바로 인슐린 저항성이다.

인슐린 저항성이 생겼을 때, 원인을 교정해주지 않으면 당 대사, 지질 대사, 염증 문제 등 여러 가지 문제가 생기게 되고 심혈관계 혹은 뇌혈관 질환으로 가는 고속열차를 타게 된다. 그래서 혈관 질환의 핵심 병리가 되는 인슐린 저항성의 대표적인 원인들을 알아보고자 한다.

유전적 요인

모든 질병에는 어느 정도 유전적인 요인이 작용한다. 심혈관계 질환에서도 무시할 수 없는 원인이다. 예를 들어, 어떤 사람은 당 대사가 원활하게 이루어지는 반면, 어떤 사람은 타고나기를 당 대사가 잘 안 되는 경우가 있다. 이런 사람들은 인슐린 저항성이 생길 가능성이 더 높아진다.

임신성 당뇨

기능 의학에서는 한 환자를 살펴볼 때, 의사에게 찾아온 이유만을 묻지 않는다. 아주 오래 전 일까지 물어보는 경우가 많다. 예를 들어, 부모님께서 본인을 임신했을 때 문제가 있었는지, 제왕절개로 태어났는지, 자연분만을 했는지 혹은 모유 수유를 했는지까지 살펴보게 된다. 인슐린 저항성은 아이가 엄마의 뱃속에 있었을 때의 일과도 연관이 있다. 엄마가 임신 당시 당뇨를 앓고 있었다면, 그 자체로 아이가 미래에 인슐린 저항성이 생길 가능성이 높아진다.

만성 염증과 장 건강

만성 염증과 장은 뗄 수 없는 관계이다. 장 속에는 우리 몸 전체 면역세포의 70%가 분포되어 있다. 만성 염증이 일어나는 이유는 매우 많으나, 대표적인 이유를 꼽자면 장 누수이다. 우리 장 속에는 엄청나게 많은 수의 마이크로바이옴이 장세포와 함께 공존하고 있다. 이 생태계에 문제가 생겨 장내 세균 불균형이 오게 되면 장 누수 증후군이 생기게 되고, 우리 혈액 속으로 많은 항원이 들어오게 된다. 이 항원들은 염증 반응을 일으키게 되는데, 이는 인슐린 저항성을 높이기도 한다.

미토콘드리아의 기능 장애

미토콘드리아는 앞서 설명했듯이 탄수화물, 단백질, 지방 등의 대사 조절에 핵심 역할을 한다. 이러한 미토콘드리아의 기능 장애가 오면 인슐린 신호를 제대로 받지 못하게 되고, 이는 인슐린 저항성으로 이어지게 된다.

내장지방

옛날에는 뱃살을 훌륭한 인품으로 여기기도 했다. 하지만 내장지방이 많으면 많을수록 우리 몸에 염증은 쌓여가고, 이는 결국 인슐린 저항성을 높이게 된다.

근감소증

근육은 포도당을 많이 사용하는 기관 중 하나이다. 포도당은 인슐린 신호가 왔을 때 세포 속으로 들어가는데, 근감소증이 있는 사람의 경우에는 포도당이 들어갈 만한 공간이 충분하지 않다. 즉, 근육이 부족한 것도 인슐린 저항성의 원인이 된다.

생활 습관

많은 만성 질환의 경우 생활 습관에서 오는 경우가 많다. 물론 유전적인 요인도 한몫하겠지만, 생활 습관을 조절했을 때 오는 효능은 엄청나다. 기능 의학에서는 우리가 바꿀 수 있는 생활 습관을 크게 다섯 가지로 나눈다. 수면, 스트레스, 영양 및 식단, 운동, 그리고 사회적 관계이다. 그중에서 혈액 및 혈관 질환과 관련된 요인을 몇 가지 살펴보자.

만성 스트레스

"만병의 근원은 스트레스"라는 말이 있다. 기능 의학을 알기 전까지는 의사들이 원인을 모를 때 쓰는 용어인 줄 알았다. 하지만 스트레스는 우리의 교감신경계를 자극하고, 부신에서 스트레스 호르몬을 방출하여 인슐린 저항성을 높이게 된다. 또 부차적으로 교감신경계가 자극되면서 혈압을 높이게 되고, 이는 심혈관계의 문제를 가중시킨다. 그렇기에 스트레스는 잘 조절할 필요가 있다.

기능 의학에서 제시하는 가장 기본적인 해결법은 명상 및 호흡 조절이다. 명상이라고 하면 뭔가 수련하는 느낌이 나고 다가가기 어렵게 느껴질 수 있다. 하지만 이를 거창하게 생각할 필요가 전혀 없다. 눈을 감고 숨을 천천히 크게 들이쉬고 내쉬는 것을 반복하기만 해도 된다. 개인적으로는 공기가 폐 속으로 들어오는 것을 느끼면서 폐가 끝까지 팽창하도록 한다. 1분만 하더라도 부교감신경이 자극되어 온몸이 이완되는 것을 느낄 수 있다.

수면

수면에 문제가 있는 사람은 고혈압, 당뇨, 고지혈증 등의 만성 질환에 걸릴 위험성이 높아진다. 수면에 문제가 있다는 것은 수면 패턴이 일정하지 않거나, 수면 시간이 적거나, 수면의 질이 좋지 않은 것을 말한다.

현대에 가장 많이 수면 문제를 일으키는 원인은 스마트폰이라고 할 수 있다. 필자도 재미있는 영상을 보다 보면 '시간이 벌써 이렇게 됐구나, 얼른 자야겠다'라고 생각한 것이 한두 번이 아니다. 그런데 문제는 스마트폰을 신나게 보고 나서 피곤함은 가득한데 잠들기가 어렵다는 것이다. 스마트폰에서 나오는 빛 때문에 잠이 오게 만드는 호르몬과 비타민 D가 사라지기 때문이다. 간단한 습관이지만 자기 전에 스마트폰을 침실에서 사용하지 않는 것이 중요하다. 다른 방에 두고 충전하거나 손에 닿지 않는 곳에 두는 것이 좋다.

수면무호흡증을 앓고 있는 사람이 치료를 받지 않는다면, 심혈관계 질환에 걸릴 가능성이 점점 높아진다. 잠이 보약이다.

식단

식단의 중요성은 아무리 강조해도 지나치지 않다. **혈관 질환을**

예방하는 식단에서 가장 중요한 것은 인슐린 분비를 최대한 자극하지 않는 것이다. 또한 인슐린에 대한 세포의 민감성을 높이는 것을 목표로 해야 한다.

그런데 COVID-19라는 전 지구적 이벤트 때문에 배달 음식이 우리의 문화에 더욱 깊숙이 파고들었다. 음식점의 경우 최대의 목표는 음식을 많이 팔아 돈을 버는 것이다. 그렇기 때문에 도파민을 자극하는 맛을 추구할 수밖에 없다. 즉, 달고 짜고 매운 음식을 팔 수밖에 없다. 유명 기업 대표가 유명해지기 시작한 TV 프로그램을 봐도 그렇다. '슈가 보이(음식점에서 음식과 음료에 설탕을 상상 이상으로 넣는 것)'라는 별명을 얻을 정도로 설탕을 많이 쓴다.

이런 음식들은 인슐린의 분비를 엄청나게 늘리고, 인슐린 저항성을 올리기 때문에 피해야 한다. 어렵지만 직접 마트에서 식재료를 골라 장을 보고, 직접 요리하는 일이 많아져야 한다. 다이어트도 식탁이 아니라 마트에서 승부가 난다고 하는데, 우리의 혈관 건강도 마찬가지다. 작은 선택들을 바꾸어 건강을 지켜나가는 것을 습관화해야 한다. 식단에 대해서는 뒤에서 자세하게 설명하겠다.

운동

주변 사람들에게 운동하느냐고 물어보면, "피곤해서 못 한다, 시간이 없어서 못 한다" 등의 대답을 듣게 된다. 그러나 운동은 일하면서 쌓였던 피로를 이기고 시간을 들여서 해야 하는 것이다. 움직임이 적어지게 되면 대사가 원활하게 일어나지 않게 된다. 또한 젊을 때는 어느 정도의 근육이 유지되기도 하지만, 나이가 들어감에 따라 근육의 양도 줄어든다. 앞서 말했듯 근육 감소증은 인슐린 저항성을 높이기 때문에 미리 준비할 필요가 있다.

기능 의학에서 추천하는 운동은 다양하다. 차분하게 마음을 가라앉힐 수 있는 요가, 심혈관계를 자극하는 유산소 운동, 몸의 근육을 키워 대사를 증진시킬 수 있는 저항성 운동도 있다. 또한 이렇게 뻔한 운동뿐만 아니라 즐겁게 할 수 있는 댄스나 노래 부르기 등 다양한 활동 자체를 권유한다. 댄스 같은 운동은 움직임의 효과도 당연히 있겠지만 사회적인 관계를 증진시키는 데에도 도움이 되기 때문에 더 좋은 효과를 낼 수 있다.

심혈관계 건강을 위해서 한 가지 운동을 추천한다면 유산소 운동을 꼽을 수 있다. 여러 가지 유산소 운동 중에서 자신의 환경과 흥미에 맞는 운동을 찾으면 된다. 달리기, 사이클, 크로스핏, 수영, 배드민턴, 테니스, 농구, 축구 등 꾸준히 할 수 있는 운동이면 좋다.

개인적으로는 인터벌 트레이닝을 많이 하고 있다. 러닝머신 위에서 각도나 속도를 바꿔가면서 강하게 뛰고 천천히 걷기를 반복하는 방법이다. 시간이 부족한 사람이 짧은 시간 내에 효과를 극대화하기에 가장 좋은 방법이라고 생각한다.

환경적 요인

인간의 삶은 불과 100년 만에 이전과 180도로 달라졌다. 도로에는 자동차가 다니고, 공장에서는 연기가 풀풀 올라온다. 미국 환경부에서 관리하는 미국 유해물질 규제법(TSCA, Toxic Substances Control Act)에 등록된 합성 화학물질의 수만 8만 5천 개가 넘는다. 유엔환경계획(UNEP, United Nations Environmental Programme)에는 14만 개가 넘는 화학물질이 등록되어 있다. 새로운 합성물은 매년 2천 개 이상이 등록되며, 그 종류는 음식, 처방 약제, 농약, 청소약품 등 다양하다. 이런 물질들은 우리의 삶을 편하게 해주었지만, 그 대가로 우리 몸으로 들어오는 독소는 엄청나게 많아졌다.

우리 삶에 아주 가까이 들어와 있는 독소는 비스페놀A이다. 비스페놀은 모든 플라스틱을 만들 때 사용하는 물질이다. 커피를 마시는 컵에도, 음식을 담아놓는 용기에도, 아이들의 장난감에도 플라스틱은 빠짐없이 사용된다. 이런 **비스페놀이 적은 양이라도 우리 몸속에 쌓이게 되면 당뇨, 비만, 심혈관 질환, 그리고 간의 염증을 일으킬 수 있으며, 이는 암, 갑상선 질환, 그리고 무정자증, 불임과도 연관이 있다고 알려져 있다.**

또한 농약도 무시할 수 없다. 농약은 대량 생산 과정에서 필연적으로 사용되고, 농산물을 통해 우리 몸으로 들어오게 된다. 심지어 유기농으로 생산한 제품에서도 농약이 발견된다. 가장 흔히 사용되는 제초제가 글리포세이트인데, 유럽의 18개 나라에서 소변 검사를 했을 때, 44%에서 이 글리포세이트가 발견될 정도였다. 어떤 사람들은 '적은 양인데 어때?'라고 생각하겠지만, 이러한 독소들이 몸에 조금씩 쌓여 오랜 시간이 지났을 때 어떤 영향을 미칠지 아무도 모르기 때문에 조심할 필요가 있다.

우리나라에는 특이한 환경 요인이 또 하나 있다. 중국에서 날아오는 미세먼지다. 중국의 해안 쪽에는 엄청나게 많은 공장이 설립되어 있다. 여기서 발생하는 매연은 바람을 타고 날아와 우리의 폐 속으로 들어가게 된다. 미세먼지는 황산화물, 질소산화물, 암모니아, 휘발성 유기 화합물 및 금속 화합물로 이루어져 있다. 미세먼지에 노출되었을 때 호흡기 질환은 물론 심혈관계 질환으로 사망율이 연간 2만 5천명인 것으로 알려져 있다.

이러한 환경 요인을 극복하기 위해서는 독소에 노출을 최소화하는 것이 중요하다. 플라스틱 용기를 최대한 유리 용기로 바꾸는 노력이 필요하며, 유기농 작물을 구매해 깨끗이 씻어 먹어야 한다.

미세먼지 2차 발생원인

화석연료 연소
자동차 배기가스
공장 제조공정

→ 대기오염물질 배출

황산화물(SOx)
질소산화물(NOx)
암모니아(NH₃)
휘발성유기화합물(VOCs) 등

→ 화학반응

초미세먼지 (PM-2.5) 생성

미세먼지 발생원 > 미세먼지 정보 > 정보샘터 > 환경부 국가미세먼지정보센터 (air.go.kr)

또한 우리 몸에서 독소를 잘 배출할 수 있게 도와주는 것이 중요하다. 독소는 땀이나 대소변으로 배출된다. 사우나나 운동을 통해서 땀을 배출하면 독소를 현저하게 줄일 수 있다. 또한 간에서 독소를 잘 해독하게 도와주어야 한다. 그래야만 독소가 안전하게 혈액 내에서 운반되어 쓸개즙이나 소변으로 배출된다. 간 기능을 돕기 위해 여러 가지 항산화제 및 파이토케미컬을 섭취하는 것이 중요하다.

이렇듯 심혈관계 문제를 일으키는 원인은 매우 다양하다. 불균형이 생긴 모든 것을 균형 있게 되도록 도와주어야 질병이 치료되고 약물로부터 벗어날 수 있다.

인슐린 저항성의 종착지

지금까지 인슐린 저항성이 심혈관계 질환의 원인이 된다는 것을 자세하게 살펴보았다. 인슐린 저항성은 질병에 다다르기 전에 피검사로 알아낼 수 있으므로, 질병에 걸리기 전에 조절을 해주는 것이 좋다. 하지만 인슐린 저항성을 그대로 방치하면 어떤 일이 벌어질까?

당뇨병

인슐린 저항성이 높아지는 단계에서는 혈액 내에 당이 높아지면 이자에서 인슐린을 더 분비해 혈당을 조절하려고 한다. 그런데 인슐린이 계속해서 많이 분비되는 만큼 세포의 저항성이 높아지게 된다. 이렇게 되면 인슐린은 더 많은 양이 필요해지는데, 이자의 기능에도 한계가 있기 마련이다.

우리 몸은 기계가 아니다. 우리가 영양분을 충분히 공급하고 산소를 공급하는 등 몸의 최적 상태를 만든다고 해도 무한히 운동할 수 없는 것처럼 어느 순간 이자도 지치게 된다. 결과적으로 인슐린을 필요한 만큼 분비하지 못하게 되고, 당뇨병이 시작된다.

인슐린이 혈액 속에 적당한 양이 있을 때는 당을 세포 속으로 집어넣어 주면서 항염증 작용을 한다. 반대로 고농도로 바뀌었을 때는 오히려 염증을 일으키는 쪽으로 신호를 바꾸게 된다. 혈액에 고농도의 인슐린이 떠다니면서 만성 염증의 상태로 들어가는 것이다.

당은 우리에게 중요한 에너지원이기도 하지만, 너무 많아지면 독성으로 작용한다. 먼저, 혈액에 떠다니는 적혈구에 문제가 생긴다. 당에 취약한 기관인 눈과 신장도 망가진다. 신경에 독소로 작용해서 말초신경에 이상 감각이 오게 된다. 또한 상처 치유가 잘되지 않는다. 그래서 의사들이 당뇨병 환자들의 발을 자주 확인하는 것이다. 상처가 난 줄 모른 채로 치유되지 않으면 감염의 위험성이 올라가기 때문이다.

암

인슐린 저항성이 생길 때, 혈액에 인슐린만 높아지는 것이 아니다. 하나의 문제가 생기면 여러 가지 문제가 연쇄적으로 생긴다. 앞서 당뇨병에서 살펴보았듯이, 인슐린이 혈액 내 고농도로 유지되면 온몸에 염증이 생기게 된다. **만성 염증 상태는 세포의 DNA를 손상시키고, 반복된 손상이 지속되면 무한히 분열하는 암세포가 생성된다.**

탄수화물, 단백질, 지방 같은 에너지원이 우리 몸에 들어오게 되면, 에너지를 세포로 넣으면서 우리 몸은 성장을 하려고 한다. 성장을 위해 나오는 물질이 IGF-1이라는 성장 호르몬이다. 이는 간에서 생성되는 물질이며, 인슐린과 비슷해서 '인슐린 유사 성장 인자'라고 불린다. 우리 몸에서 성장이라는 말은 세포의 크기가 커지는 것이 아니라, 세포 분열을 하여 세포의 개수가 많아지는 것을 뜻한다.

그런데 인슐린 저항성 상태는 항상 혈액 내에 탄수화물이 많이 있는 상태가 되어버린다. 그 결과 인슐린 성장 인자도 혈액 내에 고농도로 유지된다. 만싱 염증과 인슐린 성장 인자가 동시에 작용했을 때, 암세포가 생기고 성장하는 데 더 큰 기여를 하게 된다.

치매

치매는 우리가 사랑하는 사람을 알아보지 못하게 만드는 정말 무서운 질병이다. 여러 질병을 보게 되는 의사이지만, 가장 걸리기 싫은 질병을 꼽아보라고 하면 치매가 높은 순위에 있을 것이다. 치매는 흔히 뇌질환이라고 생각하지만, '제3의 당뇨병'이라고 불리기도 한다.

당뇨병을 가진 사람은 필연적으로 몸에 만성 염증이 동반된다. 염증은 발열, 발적, 통증이라는 세 가지 특징을 가진다. 그리고 이 세 가지는 모두 혈관이 느슨해지는 탓에 생긴다.

뇌는 우리 몸에서 가장 중요한 기관 중 하나이기에 그 주변의 혈관들도 특별 대우를 받고 있다. 혈액-뇌-장벽이라고 해서 뇌로 들어가는 물질들을 검열하는 역할을 한다. 그래서 독소는 걸러주고 필요한 영양분만 뇌로 보낸다. 그런데 만성 염증이 생기면 혈액-뇌-장벽이 헐거워져 여러 가지 독소가 뇌에 들어가게 된다.

기능 의학에서 혈액-뇌-장벽 투과율이 높은 정제된 포도씨 추출물을 많이 사용하는 이유이다.

당뇨병에서 설명했듯이, 산화 스트레스를 주는 물질들과 함께 인슐린 성장 인자가 뇌에 작용하면 알츠하이머 치매에서 나타나는 조직 변화를 보인다. 그래서 치매는 제3의 당뇨병이라고 불리며, 치매를 예방하려면 인슐린 저항성이 높아지지 않도록 조심해야 하는 것이다.

뇌혈관 및 심혈관질환

뇌혈관과 심혈관 질환의 기전은 거의 같다. 문제되는 혈관의 위치에 따라 구분된다고 보면 된다. 심장의 관상동맥에 문제가 생기면 협심증이나 심근경색이 발생하고, 뇌혈관에 문제가 생기면 뇌졸중 및 뇌출혈이 발생한다.

인슐린 저항성이 생기면 만성 염증뿐만 아니라 산화 스트레스도 많아진다. 혈관 안의 나쁜 콜레스테롤인 LDL콜레스테롤이 산화 스트레스를 받아 혈관에 차곡차곡 쌓이다가 터지면 심혈관 및 뇌혈관 질환이 되는 것이다.

이 혈관 질환들은 언제 터질지 모르는 시한폭탄과 같아서, 혈관이 막히거나 터지면 생명과 직결된다. 인슐린 저항성이 생기지 않도록 하는 것은 폭탄 자체를 없애는 예방책이기에 가장 효과적인 치료라고 생각된다.

무엇을 먹을 것인가?

앞서 식단 파트에서 우리가 먹고 있는 음식들이 심혈관계 질환에 문제가 될 수 있다는 것을 알았다. 그렇다면 어떤 음식을 먹어야 질환을 예방하고 치료할 수 있을까?

미국 기능 의학회에서는 심혈관계 질환의 위험이 있는 사람, 대사증후군이나 당뇨병의 위험이 있는 사람, 혹은 고혈압, 고지혈증, 당뇨병 등의 질환을 이미 앓고 있는 사람을 대상으로 심혈관 대사 식단(Cardiometabolic Food Plan)을 처방한다. 이 식단은 심혈관계 질환과 대사 질환을 예방하거나 치료하는 데 모두 사용된다. 심혈관 대사 식단은 인슐린 분비를 최대한 자극하지 않으며, 인슐린이 잘 작용할 수 있도록 도와준다. 이 식단의 특징을 조금 더 살펴보자.

현대식으로 수정된 지중해식 식단

심혈관 대사 식단은 지중해식 식단을 약간 수정한 것이다. 지중해식 식단은 프랑스, 스페인, 그리스, 이탈리아 등 지중해 인근 국가

들의 음식 전통을 따른다. 이 식단이 주목받은 이유는 그리스의 크레타 섬 주민들이 심혈관 질환의 유병률이 특히 낮았기 때문이다.

이 지역 사람들의 생활 습관을 살펴보았을 때, 가장 눈에 띄는 것은 식단이었다. 식단의 대부분은 자연식품으로 이루어져 있었다. 과일, 채소, 통곡물, 견과류, 콩류, 올리브 오일, 향신료 및 생선과 가금류를 주로 먹었으며, 가끔 와인과 함께 육류를 곁들였다.

연구에 따르면, 이 식단을 따른 사람들은 허리둘레가 줄어들고, 좋은 콜레스테롤이라고 불리는 HDL이 높아졌으며, 대사 질환과 관련된 혈당 수치, 혈액 내 지방 수치, 혈압 등이 개선되는 효과를 보였다.

심혈관 대사 식단의 특징

약	저혈당 지수	목표 칼로리
연결	변형된 지중해식 식단	조건-특정 식물 영양소
정보	균형 잡힌 고품질 지방	단당류 함량이 낮음
에너지	혈당 균형 조절	식이섬유가 풍부함

칼로리 제한

지중해식 식단을 하는 모든 사람이 칼로리 제한을 하는 것은 아니다. 하지만 비만이 있거나, BMI가 높거나, 허리둘레가 기준치 이상이거나, 체지방 비율이 높은 사람의 경우에는 칼로리 제한이 도움이 된다. 칼로리 제한을 하면 체중 감량 효과뿐만 아니라 내장 지방이 줄어들어 몸 전체의 염증이 감소하는 효과를 볼 수 있다.

혈당 낮추기

이 식단의 목적 중 하나는 인슐린 분비를 최대한 자극하지 않는 것이다. 따라서 음식을 먹을 때는 GI(Glycemic Index, 혈당지수) 지수를 확인할 필요가 있다. GI 지수는 특정 음식을 섭취했을 때 혈당이 얼마나 빠르게 상승하는지를 측정한 것이다.

밖에서 사먹는 음식에는 설탕이나 올리고당 등이 많이 들어 있어 GI 지수가 매우 높다. **편의점에서 쉽게 구할 수 있는 과자, 초콜릿, 탄산음료 등도 마찬가지다. 이러한 음식은 인슐린을 과다하게 분비하게 만들고 결국 인슐린 저항성을 초래한다. 또한 이런 음식을 자주 먹으면 혈당이 높은 상태로 유지된다. 그 결과 혈관 및 혈액 세포가 손상되며 당 독성에 약한 눈이나 신장까지도 망가지게 된다.**

심혈관 대사 식단은 GI 지수가 낮거나 중간 정도의 음식들로 구성되어 있다. 특히 콩류, 견과류, 통곡물, 야채 및 베리류 과일들은 GI 지수가 낮게 형성되어 있다. 또한 식이 섬유가 많이 포함되어 있어 혈당이 빠르게 오르지 않고 적당하게 오랫동안 유지된다. 이런 식단을 섭취하면 배고픔이나 허기짐이 줄어들어 하루에 먹는 총량이 오히려 줄어들기도 한다. GI 지수가 중간 정도나 높은 음식을 섭취할 때는 견과류나 콩 같은 단백질을 함께 섭취해 GI 지수를 낮게 유지하는 것이 중요하다.

식이 섬유가 많은 식단

혈당 낮추기에서도 잠깐 언급했지만, 식이 섬유는 매우 중요하다. 식이 섬유는 장에서 유산균의 먹이가 된다. 유산균이 이를 먹고 발효시킨 물질은 장 세포의 중요한 에너지원으로 사용되기 때문에 매우 중요한 영양소다. 물론 혈당이 급격히 오르는 것을 막아주기 때문에 심혈관계 질환을 예방하고 치료하는 데에도 중요한 역할을 한다.

식이 섬유는 크게 두 가지로 나눌 수 있다. 물에 녹지 않는 식이 섬유와 물에 녹는 식이 섬유이다. 물에 녹지 않는 식이 섬유는 장에서 빗자루와 같은 역할을 한다. 자잘한 융모로 이루어진 장 구석구석을 쓸어내어 배출하는 역할을 한다. 물에 녹는 식이 섬유는 물과 결합하여 젤리 같은 형태를 만든다. 이 과정에서 혈액 내의 콜레스테롤 및 당수치를 낮추고, 독소를 끌어내기도 한다.

식이 섬유나 마그네슘이 부족하면 변비가 생길 수 있는데, 이 경우 독소 배출이 원활히 이루어지지 않아 독소가 혈액으로 들어가 많은 질병의 원인이 된다. 따라서 한 끼 식사에 약 5g 이상의 식이 섬유를 섭취하는 것이 이상적이며, 하루에 약 25~35g의 식이 섬유를 섭취하는 것이 좋다. 건강기능식품으로는 차전자피 가루가 가장 흔하게 이용되며, 물에 타서 먹는 것이 좋다.

좋은 지방이 풍부한 식단

지방을 많이 먹으라고 하면 사람들은 의아하게 생각한다. "심혈관 질환이 있는데 지방을 많이 먹으라는 게 의사가 할 소리인가?" 싶을 수 있다. 그러나 기능 의학에서 말하는 지방과 우리가 흔히 생각하는 지방은 차이가 있다.

우리가 흔히 생각하는 지방은 포화지방 및 트랜스지방처럼 몸에 염증을 일으키는 지방이다. 기능 의학에서 추천하는 지방은 불포화지방을 말한다. **불포화지방은 우리가 흔히 생각하듯이 혈관을 막히게 하는 나쁜 지방이 아니라 오히려 혈관을 깨끗하게 해주고 염증을 줄여주는 역할을 한다. 특히 우리에게 친숙한 오메가-3가 대표적인 불포화지방산이다.**

지방은 세포막의 구성 성분이다. 포화지방이나 트랜스지방을 많이 섭취하면 세포막이 비유동적으로 변해 신호 전달이 잘 안 되는 경향이 있다. 하지만 불포화지방산을 섭취하면 신호 전달이 원활해져 인슐린 저항성이 낮아지고 대사 질환에도 좋은 영향을 끼치는 것으로 알려져 있다.

좋은 불포화지방산은 다양한 음식을 통해 얻을 수 있다. 엑스트라버진 올리브 오일은 단일 불포화지방산을 풍부하게 함유하고 있어 좋은 콜레스테롤인 HDL을 혈액 내에서 높여주는 것으로 알려져 있다. 또한 오메가-3 지방산은 생선 기름에 포함되어 있다. 우리가 당장 해야 할 일은, 흔히 쓰는 대두 식용유나 옥수수기름을 오메가-3 같은 불포화지방산을 많이 포함하고 있는 정어리 같이 작은 생선에서 추출한 오메가-3를 섭취하라.

파이토케미컬이 풍부한 식단

파이토케미컬 혹은 파이토뉴트리언트라는 용어를 처음 들어보는 사람들도 많을 것이다. 파이토케미컬은 식물의 구성 요소 중 하나로, 우리의 건강을 증진시켜 주는 물질로 알려져 있다. 파이토케미컬은 원래 해충이나 환경 스트레스로부터 식물 스스로를 보호하는 물질이다. 그래서 식물 외의 다른 종에게는 독성으로 작용하지만, 오랫동안 인간과 상호작용 및 진화를 하면서 우리 몸에는 이로운 역할을 하게 되었다.

파이토케미컬은 각 식물마다 독특한 색깔, 향, 맛을 띠게 한다. 식물마다 고유한 향과 맛을 내는 것은 각각의 다른 파이토케미컬을 가지고 있기 때문이다. 그래서 다양한 종류의 자연 식단을 섭취하면 다채로운 작용을 통해 건강을 증진시킬 수 있다.

심혈관대사 식단에서는 다양한 파이토케미컬을 섭취하도록 권장한다. 파이토케미컬을 골고루 섭취하는 집단에서 여러 가지 질환의 위험성이 낮아진다는 것이 확인되었기 때문이다. 암 질환, 뇌 질환, 염증 질환에서도 효용성이 알려져 있으며, 특히 이 책에서 강조하고 싶은 심혈관계 질환에도 탁월한 효과가 있는 것으로 밝혀졌다.

파이토케미컬은 과일, 채소, 견과류, 콩류, 통곡류, 허브, 향신료

및 차 종류 등을 통해 얻을 수 있다. 기능 의학에서는 다양한 파이토케미컬을 얻기 위해 여러 가지 색깔, 흔히 무지개 빛깔의 음식들, 빨강, 주황, 노랑, 초록, 보라, 흰/갈색의 음식을 골고루 먹으라고 권장하고 있다. 보통 색이 진한 음식에 파이토케미컬이 많이 들어 있다고 알려져 있으나, 옅은 색깔의 음식에서도 다른 종류의 파이토케미컬을 얻을 수 있어 함께 먹기를 권장하고 있다.

몇몇 증상에 맞는 파이토케미컬도 추천한다. 혈압과 혈당을 조절하고 콜레스테롤이 높을 땐 토마토, 수박, 포도류의 라이코펜, 그리고 녹차의 폴리페놀 성분이 좋다. 혈압, 혈당, 콜레스테롤에 모두 작용하는 콩의 이소플라본도 있다.

그중에서도 조금 더 자세히 살펴봐야 할 것은 레스베라트롤과 안토시아닌이라는 파이토케미컬이다. 두 물질은 앞서 언급한 지중해식 식단이 주목받으면서 각광받기 시작했다. 지중해식 식단을 하는 사람들은 심혈관계 질환이 낮은 것으로 밝혀졌는데, 이 식단에 와인이 포함되어 있었다.

연구진은 "어떻게 알코올을 자주 섭취하는데 심혈관계 질환이 낮을 수 있지?"라는 질문에 답하기 위해 이 식단을 철저하게 분석했다. 그 결과 와인(포도씨)에는 레스베라트롤과 안토시아닌이라는 물질이 많이 함유되어 있다는 것을 발견했다. 이 둘은 와인(포도씨) 외에도 포도, 블루베리, 블랙베리 등에서도 발견되는데, 심혈관계에 여러 효능을 나타낸다. LDL 콜레스테롤을 낮추고 혈압을 낮추는 데에도 도움이 된다. 심혈관계 효능 외에도 암 세포를 억제하고 뇌 기능을 증진시키기도 한다.

이거 알아요?　　　**과학으로 입증된 신의 선물**

〈그리스 신화〉에는 '포도주의 신' 디오니소스가 있다. 위스키나 샴페인의 신이 아니라 왜 포도주일까? 신화가 만들어진 시절, 과학이 발달하지 않은 아주 오래전부터 포도가 '신의 선물'인 것을 알았던 것은 아닐까.

8000년 전 이집트 벽화에는 포도를 수확하는 사람들의 모습이 남아 있고 탄화된 포도씨도 발견되었다. 기원전 4000년경으로 추정되는 와인항아리 마개, 기원전 3500년경으로 추정되는 와인 용기가 발견된 것으로 보아 포도와 포도주의 역사는 생각보다 훨씬 오래된 것으로 보인다.

현재 전 세계에서 가장 많이 생산되는 과일은 포도가 단연 1위로, 과일 총 생산량 중 30~40%에 이른다.

이렇게 오랫동안, 넓은 지역에서, 많은 양을 재배하는 데는 이유가 있다. 과학이 발달하지 않은 시대에는 포도의 효능을 오랜 경험으로 짐작할 뿐이었지만, 과학기술이 나날이 발달함에 따라 포도의 성분과 효능이 새록새록 밝혀지고 있다.

그렇게 밝혀진 새로운 효능은 인류의 수명 연장을 위한 과학적 근거로 큰 역할을 하고 있다.

질병을 극복하고 건강한 수명 연장의 시대로

우리는 과거와는 다른 새로운 시대에 살고 있다. 의학과 기술의 발전으로, 이전에는 불가능하다고 생각했던 질병들을 약물, 수술, 혁신적인 치료법을 통해 퇴치하면서 건강한 삶을 만들어가고 있다.

심지어 과거에는 치명적이었던 결핵, 폴리오, 말라리아 등과 같은 전염병은 백신과 예방접종의 도입으로 그 위협이 크게 줄어들었다. 또한 만성질환의 치료법도 발전하여 수명이 점차 연장되고 있다.

수명 연장에 대한 연구 개발 과정에서 주목을 받고 있는 것이 포도씨 추출물이다.

정제된 포도씨 추출물과 관련한 연구 논문을 찾아보던 중 시선을 잡아끄는 문구가 있었다. 미국 특허청에 '수명 연장 관련 특허'가 등록돼 있었던 것이다.

아직은 먼 미래의 일이라고 생각하고 있었는데, 이미 2020년

Methods and compositions for supporting endogenous systems related to life span

Abstract

A composition for supporting endogenous systems related to life span, inhibiting mTOR, and reducing damage associated with oxidative phosphorylation. The composition comprises an upregulating compound mixture configured to upregulate an endogenous antioxidant system, an exogenous antioxidant mixture configured to inhibit oxidation of biomolecules by reactive oxygen species, and a mineral mixture configured to provide one or more cofactors to a endogenous antioxidant enzyme. The endogenous antioxidant system includes regulation of mitophagy through mTOR mediated regulation, and a Nrf2 transcription factors that promotes transcription of antioxidant genes.

Images (35)

US10632101B2
United States

Download PDF   Find Prior Art   Similar

Inventor: Mark Brown, John Cuomo, Jeremy Tian

Current Assignee : Usana Health Sciences Inc

Worldwide applications

2017 US US US

Application US15/643,396 events ⓘ

2017-07-06 · Application filed by Usana Health Sciences Inc

2017-07-06 · Priority to US15/643,396

에 〈METHODS AND COMPOSITIONS FOR SUPPORTING ENDOGENOUS SYSTEMS RELATED TO LIFESPAN (수명과 관련된, 내인성 시스템을 지원하기 위한 방법 및 조성물)〉(특허번호 US10632101B2) 이 특허는 미국 특허청으로부터 '인간 수명 연장' 물질로 인정받은 내용이다. 이 특허의 핵심은 포도씨 추출물이며, 건강한 삶을 유지하는 데 필요한 비타민과 무기질로 미토콘드리아 활성, 텔로미어 길이 연장이 핵심이다.

<생로병사의 비밀>에서 밝힌 포도의 비밀

KBS1-TV 〈생로병사의 비밀〉에서는 "신이 빚은 과일, 포도"라는 제목으로 프로그램이 방영되었다. 심혈관 질환 예방 및 기억력 향상까지 다방면에서 놀라운 효능을 가지고 있는 포도를 재조명하며, 의약품으로 활용하기 위한 다양한 연구가 진행되고 있음을 시사하였다.

방송에서는 한국식품연구원에서 포도 속의 파이토케미컬 '레스베라트롤과 비만과의 상관관계'를 연구한 내용도 소개한다. 쥐 실험에서 한쪽 실험군에는 고지방 사료만 주고, 다른 한쪽 실험군에는 고지방 사료와 레스베라트롤(resveratrol)을 함께 주었다. 그 결과 첫 번째 실험군의 경우 지방세포가 커졌지만, 두 번째 실험군은 정상세포에 가까웠다.

이로써 레스베라트롤이 중성지방, 총콜레스테롤, LDL 콜레스테롤, 동맥경화 지수 등을 현저하게 감소시켜서 항고지혈 효과가 있음을 확인할 수 있었다.

Q. 포도씨 추출물이란?

포도씨 추출물은 씨앗을 미세한 분말로 분쇄한 뒤에 에탄올과 같은 용매를 사용해 유익한 화합물을 추출한다. 그 추출물을 다시 정제, 농축하면 강력한 생리활성화합물이 된다. 포도씨 추출물은 유효성분을 인정받아 건강식품으로 각광을 받고 있다. 포도씨 자체를 섭취하게 되면 독성으로, 출혈 경향을 올릴 수 있어 정제한 건강식품의 형태로 먹는 것을 추천한다.

Grape seed extract: having a potential health benefits
- PMC (nih.gov)

미국국립의료원(National Institutes of Health : NIH)에 보고된 포도씨 추출물의 효능을 살펴보면 굉장히 광범위한 효과가 있는 것을 볼 수 있다. 포도보다 먼저 포도씨를 찾아서 먹어야 할 정도다. 그러나 씨앗 형태로 섭취 시 치아가 손상되거나 소화 흡수, 자체에 문제가 생길 수 있으므로 포도씨 추출물을 건강보조제 형태로 섭취하는 것이 좋다. 이제부터 그 광범위한 효능을 하나씩 살펴보자.

첫째, 심혈관 건강 증진 및 혈압 조절

포도씨 추출물에 들어 있는 라스베라트롤은 LDL 콜레스테롤 수치를 낮추고 동맥경화증을 예방하는 데 도움이 될 수 있다. 포도씨 추출물에 들어 있는 플라보노이드, 리놀레익산, 페놀릭 프로시아니딘 성분은 혈관을 튼튼하게 만들고 혈압은 낮춰주며 모세혈관의 혈액 순환을 개선해 준다.

실험에서, 고혈압 위험이 높은 810명을 대상으로 16건의 연구를 메타 분석한 결과, 하루에 100~2,000mg을 섭취했을 때 수

축기 혈압이 평균 6.08mmHg, 이완기 혈압이 평균 2.8mmHg 감소한다는 것을 발견했다. 수축기 혈압과 이완기 혈압을 모두 감소시킴으로써 혈압 안정에 도움을 준 것이다.

둘째, 항산화 효과 및 항염증 효과

포도씨 추출물 중 가장 돋보이는 것은 강력한 항산화 효과로, 프로시아니딘(procyanidin)과 카테킨(catechins)이 그 주역이다. 심혈관 질환의 가장 문제가 되는 나쁜 콜레스테롤의 산화와 활성산소가 활동하는 것을 막아주는 것으로 알려져 있다. 다른 연구에서는 프로시아니딘의 항산화를 조절하는 능력 때문에 항노화의 주요 물질 중 하나로 발표하기도 하였다.

또한 염증이 일어나는 여러 가지 단계, 유전자의 발현, 염증

염증이 일어나는 경로

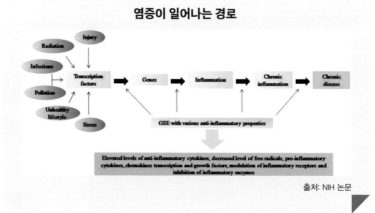

출처: NIH 논문

신호의 전달, 염증 확산, 그리고 질병의 발병까지의 기전 곳곳에 관여하면서 염증을 낮춰준다.

셋째, 항종양 효과

포도씨 추출물에 들어 있는 레스베라트롤은 암세포의 분열 사이클에 관여해서 암세포를 죽이는 것으로 알려졌다. 심지어 암세포만을 정확하게 공격하여 세포자살로 이끌며, 정상세포는 건드리지 않는 놀라운 성능을 보여주었다.

또한 프로시아니딘 성분이 유방암 예방 및 치료에 효과적이며, 선립선 임세포의 확산을 막고 암세포를 죽이는 효과를 보였다. 심지어 프로시아니딘은 항암화학요법을 할 때, 약물의 성능을 올려주어 암을 치료하는 데에도 탁월한 효과를 보였다.

또 다른 연구 결과도 있다. 메릴랜드대학 의료센터(University of Maryland Medical Center)의 실험 결과 포도씨 추출물은 유방암, 위암, 직장암, 전립선암, 폐암세포의 성장을 억제하고, 항암 치료 시 간 세포 손상을 막아줄 수도 있다고 밝혔다.

넷째, 항균 효과

포도씨 추출물은 항균 효과가 있어 다양한 박테리아 균주를

억제하는 데 효과가 있다. 특히 황색포도상구균, 캄필로박터, 대장균, 위궤양을 일으키는 헬리코박터 파일로리와 같은 세균의 성장을 억제하는 데 효과적인 것으로 알려져 있다.

다섯째, 피부 건강 증진

포도씨 추출물에 다량 함유되어 있는 프로안토시아니딘을 비롯한 폴리페놀 성분은 콜라겐 합성을 촉진하고 혈관의 탄력을 개선하여 젊고 건강한 피부를 만드는 데 도움을 준다. 또 멜라닌 색소의 생성을 억제하고 피부 노화를 막아주며 기미·주근깨 생성 방지, 미백에도 효과가 있다.

포도씨 성분 중 테라핀은 주름의 원인이 되는 수분 부족 문제를 개선해 피부를 촉촉하게 지켜주고, 테파린 성분은 피부에 있는 노폐물을 빨아들여 제거하는 역할을 한다.

여섯째, 치매 예방 효과

포도씨 추출물에는 페놀 화합물과 갈산 카테킨, 프로시아니딘 등이 풍부해 세포 재생을 촉진하고 노화 방지에 효과적일 뿐만 아니라 뇌로 가는 혈류의 양을 향상시킴으로써 치매 예방 효과를 갖는다. 미국에서 실시한 연구에 따르면, 포도씨 추출물이 베타 아밀로이드를 억제하여 기억력 감퇴와 치매 발병을 예방할 수 있다고 한다.

일곱째, 기타 효과

이 밖에 현대인의 가장 큰 고민거리인 비만 예방 및 개선에 효과를 보였고 정맥류 개선, 알레르기 완화, 체내 효소 조절, 알코올성 지방간 개선, 시력 향상, 야간시력 향상, 탈모 예방, 혈전 예방, 성기능 개선, 당뇨 및 신장 건강에 도움이 되는 효능이 알려져 있다.

현대사회에서 영양제는 생명이다

심혈관 대사 식단에는 포함되지 않지만, 영양제 카테고리를 하나 더 추가했다. 식단에 각고의 노력을 들인다 하더라도 우리 몸에서 부족한 영양소가 있을 수 있다. 이는 대량 생산과도 관련이 있다. 영국 공영 방송 BBC의 발표에 따르면, 1950년대부터 대량 생산이 이어지면서 우리가 자주 먹는 작물의 영양분이 엄청나게 감소한 것을 알 수 있다.

또한 미국의 연구를 살펴보면, 1950년대의 작물과 비교했을 때 영양분이 38% 이상 감소한 것을 확인할 수 있다. 결과를 자세히 설명하자면, 43개의 작물들을 비교했을 때, 평균적으로 칼슘이 16%, 철분이 15%, 인이 9% 정도 감소하였고, 비타민 B2와 비타민 C는 심각하게 감소했다.

그래서 이를 보충해주는 영양제 섭취를 권장한다.

그중에서도 **심혈관계 건강 및 전반적인 건강에 꼭 필요한 영양제를 꼽자면 종합비타민, 코엔자임Q10, 오메가-3, 비타민 C와 D, 유**

산균이 있다.

종합비타민

우리의 유전자는 엄청나게 많은 양의 데이터를 가지고 있다. 세포 하나에는 사람의 23쌍의 염색체가 들어 있다. 세포는 엄청나게 작아 눈으로 볼 수 없고 현미경을 통해서만 볼 수 있다. 그런데 그 세포에 들어 있는 염색체를 쭉 펼친다면 약 2m의 길이가 나온다고 한다. 우리의 키를 훌쩍 넘는 길이다. 그만큼 많은 양의 정보가 들어 있는 것이다.

그런데 그 많고도 많은 유전자 정보의 1/3 정도가 효소를 만들어 낸다. **효소는 우리 몸에서 화학 반응이 일어날 때 대사의 속도를 빠르게 하기 위한 단백질 구조물이다. 그 구조물이 작용할 때 옆에서 도와주는 조효소와 보조인자가 있다. 그것이 바로 비타민과 미네랄이다.** 이 두 물질이 부족하면 여러 효소가 일을 제대로 못 하게 된다. 그래서 생각보다 많은 양의 비타민과 미네랄을 섭취할 필요가 있다.

비타민

비타민은 앞서 말했듯이 체내에서 일어나는 엄청나게 많은 화학 반응에 참여하기 때문에 충분한 양을 섭취해야 한다. 체내에서 스스로 만들어지지 않기 때문에 반드시 식품을 통해 섭취해야 한다. 현재까지 13가지 종류의 비타민이 밝혀졌고, 부족할 시 건강에 문제가 발생한다.

기능 의학에서는 부족함을 해소하는 정도로 만족하지 않고 우리 몸의
기능이 최적의 상태가 될 때까지 섭취하는 것을 목표로 한다.

적용	비타민 이름(화학적 이름)	기능 및 효능, 효과	결핍 시 증상
눈 건 강	비타민 A(베타카로틴)	– 건강한 피부 유지, 상피세포의 성장 및 발달 등 기본 생리 기능 유지에 필수 영양소 – 정상 시력 유지 – 체내에서 필요한 만큼 전환되어 이용됨	야맹증
항 산 화	비타민 C(아스코르브산)	– 다양한 효소에 반응하는 조효소로 사용 – 피부, 골격, 혈관, 연골 등의 결합조직을 구성하는 콜라겐의 합성에 관여 – 해독 기능 강화	괴혈병, 피하출혈, 체중 감소
	비타민 E(토코페롤)	– 세포막을 구성하는 불포화지방산 파괴를 막아 세포 손상 방지 – 유해 산소가 유발하는 산화 스트레스로부터 세포 보호 – 생식 기능 강화	노화성, 불임증
뼈 건 강	비타민 D(칼시페롤)	– 칼슘의 흡수를 도와 체액 내의 칼슘 농도 유지 – 세포 내 인의 흡수를 도움	구루병, 골연화증, 골다공증
	비타민 K (필로퀴논, 메나퀴논, 메나디온)	– 혈액 응고 인자의 합성에 관여 – 뼈 대사와 관련된 다양한 단백질을 활성화시키는 조효소로 작용 – 성장 촉진	혈액 응고 지연, 신생아 출혈
혈액 건강	비타민 B9(엽산)	– 적혈구, 핵산 합성에 관여 – 위장, 입 안의 점막 보호	적혈구 감소로 인한 빈혈, 설사, 위장염, 설염, 구내염

에 너 지	비타민 B1(티아민)	– 탄수화물 대사, 특히 에너지 대사에 관여 – 수요가 많아서 부족해지기 쉬운 영양소	각기병, 피로, 권태, 식욕부진
	비타민 B2(리보플라빈)	– 체세포에서 포도당의 산화와 에너지 방출 관련 효소 작용 – 발육 – 점막 보호	리보플라빈 결핍증, 구순구각염, 안질, 설염
	비타민 B3(니아신)	– ATP 등 에너지 생성 과정의 필수 효소	펠라그라, 니코틴산 결핍증후군, 체중 감소
	비타민 B5(판토텐산)	– 에너지 생산, 지방산 분해, 대사 조절에서 핵심 역할	성장 정지, 체중 감소
	비타민 B7(비오틴)	– 카르복실화 반응의 조효소로 지질, 탄수화 물, 아미노산 대사 및 에너지 생산에 관여	피부염, 성장정지
	비타민 B6(피리독신)	– 100여 가지 효소의 조효소로 작용 – 특히 아미노산 대사에 관여하여 카르복시 나아제 등의 조효소로 작용	피부병, 저혈소성 빈혈
	비타민 B12(코발라민)	– 엽산, 비타민B6과 함께 호모시스테인 혈 중농도 유지와 조혈 역할	악성빈혈

이는 전통적인 비타민의 설명인데, 비타민은 이보다 훨씬 더 많은 일을 하고 있으며 아직 밝혀지지 않은 것도 많다. 환자나 주변 지인들에게 비타민을 충분히 섭취하라고 말씀드린다. 간혹 '간이 안 좋아지는 것이 아닐까요?'라고 묻는 사람들이 있다. 하지만 미국 국립보건원에서 나온 논문을 살펴보면, 대부분의 종합비타민에 들어있는 정도의 양은 간 독성과 무관하니 안심하고 섭취해도 된다.(Vitamins - LiverTox - NCBI Bookshelf (nih.gov))

무기질(미네랄)

비타민과 마찬가지로 우리 몸의 화학 반응에 참여하는 아주 중요한 영양소다. 몇몇 철 같은 미네랄의 경우에는 과량 섭취했을 때 몸으로 빠져나가지 않고 오히려 독으로 작용할 수 있으니 주의해야 한다.

적용	영양소	효능 내용	결핍 시 증상
뼈 건 강	칼슘(Ca)	- 뼈와 치아를 구성하고 정상적으로 유지 하는 데 필요한 성분 - 혈액 응고	골격의 석회화 부진, 골다공증, 골연화증
에 너 지	마그네슘(Mg)	- 세포 반응의 필수 미네랄로 300종 이상의 효소 체계에서 보조 인자 - 칼슘과 함께 뼈 건강에 밀접하게 관여	저혈압, 수족냉증, 협심증, 부정맥, 심장발작, 근육경련
	요오드(I)	- 성장기 발달과 기초대사 조절에 중요한 역할 - 갑상선호르몬의 구성 성분으로 대부분 갑상선에 존재	갑상선종, 유산. 사산. 기형아 출산, 크레틴병
면 역	아연(Zn)	- 핵산(RNA, DNA)의 합성에 관여 - 체내 200개 이상 효소의 구성 성분을 이룸 - 면역 기능 유지에 중요한 역할	성장 지연, 성기능 저하, 식욕 부진, 피부발진, 외상 치유 장애
항 산 화	구리(Cu)	- 필수 미네랄로 체내에 미량으로 존재 - 철의 흡수 및 이용 촉진	빈혈, 백혈구 감소증, 호중구 감소증, 저색소증
	망간(Mn)	- 골격 형성, 아미노산 및 탄수화물 대사의 필수 영양소	홍조, 발진, 저콜레스테롤혈증, 혈 액응고 지연
	셀레늄(Se)	- 과산화수소에 의한 세포 손상을 억제하는 항산화 작용	근육통, 근육 감소, 심근증
	몰리브덴(Mo)	- 산화환원반응 촉매 효소의 구성 성분으로, 체내에 극미량이 존재	호흡률 증가, 야맹증, 부종, 무기력, 혼수상태

대사	크롬(Cr)	- 다양한 역할을 하는 미네랄로 체내에 미량으로 존재 - 인슐린 작용 강화, 심혈관 질환 개선 - 신진대사 관여, 콜레스테롤 및 중성지방 수치 감소	공복 시 혈당 증가, 혈중 인슐린 농도 상승, 당뇨, 인슐린 수용체 감소

이 또한 비타민과 마찬가지로 전통적인 미네랄의 기능을 넣어두었으나, 이 외에도 많은 기능이 있고 최적의 수치가 있으니 참고만 하시길 바란다.

코엔자임Q10

우리 몸에는 고대부터 함께해 온 생물들이 있다. 장 속에 있는 여러 종류의 균과 세포에 있는 미토콘드리아다. **미토콘드리아는 혈액에서 전달된 산소와 영양소의 발전기와 같이 에너지화 하는 핵심적인 역할을 한다. 미토콘드리아가 건강하지 않으면 대사의 효율성이 떨어지고, 인슐린 저항성이 올라가 여러 가지 심혈관계 문제를 발생시킨다.**

코엔자임Q10은 미토콘드리아의 내막에 있는 전자전달계에서 작용하는 효소 중 하나이다. 미토콘드리아는 산소를 끌어와 대사에 사용하는데, 대사 과정에서 산소 부산물과 자유 라디칼과 마주하게 된다.

충분한 양의 항산화제가 없다면 자유 라디칼이 미토콘드리아를

미토콘드리아 전체적인 구조 사진

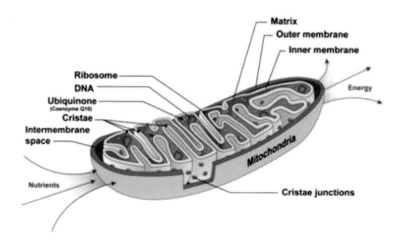

공격하게 된다. 미토콘드리아가 공격받아 손상되면, 세포는 세포 자살 사이클로 들어감과 동시에 염증 신호를 보낸다. 코엔자임 Q10은 강력한 항산화제 역할을 하기에 세포 건강, 나아가 심혈관계 건강에

미토콘드리아 내막 사진

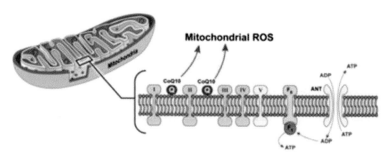

출처: Application of Coenzyme Q10 in Clinical Practice

중요하다.

오메가-3

지중해식 식단을 설명하면서 오메가-3를 언급했다. 오메가-3 지방은 우리 몸에 들어가 항염증 작용을 한다고 알려져 있다. 트랜스지방이나 오메가-6 지방의 비율보다 많은 오메가-3가 들어갈수록 몸의 염증이 줄어들며 정어리와 같은 작은 생선에서 추출한 것을 섭취하는 것이 좋다.

또한 오메가-3의 경우 섭취하였을 때, 혈액 내의 좋은 콜레스테롤인 HDL의 비율을 높이고 나쁜 콜레스테롤인 LDL을 줄여주어 혈관을 청소하는 효과를 가진다. 보통의 오메가-3 제품은 EPA와 DHA라는 불포화지방산으로 이루어져 있고, 약 1g 정도를 섭취한다. 연구에 따르면 3g까지도 부작용 없이 섭취할 수 있으나, 출혈 경향이 있는 사람들의 경우에는 의사와 상담이 필요하다.

비타민 C와 D

종합비타민에도 비타민 C와 D가 포함되어 있긴 하지만, 이 둘은 추가로 섭취하는 것이 좋다. 비타민 C는 수용성 비타민으로 우리 몸의 혈관, 연골, 근육 등을 만드는 데 사용되는 영양소이며, 강력한 항산화제로 작용하기도 한다. 비타민 C가 많이 포함된 과일이나 채소를 많이 섭취하는 사람들에게서는 심혈관 질환, 뇌졸중, 암의 위험도가 줄어들었으며, 수명을 연장시켜 준다는 연구가 있다.

비타민 D는 현대인에게 가장 많이 결핍되는 영양소다. 미국의 연구에 따르면, 인종에 따라 다르긴 하지만 평균적으로 41%의 사람들이 비타민 D 결핍에 시달리고 있었다.

우리나라는 더 심각하다. 2016년에 발표된 보도자료에 따르면, 우리나라의 90% 이상의 사람들이 비타민 D 부족을 겪고 있다고 한다. (한국인 90% 비타민 D 부족… 햇볕 쬘 틈 없다면 보충제 먹어라, 헬스조선)

비타민 D는 주로 칼슘과 인의 흡수를 돕고 뼈 건강과 관련이 있다. 하지만 영양에 대한 연구가 진행되면서 심혈관질환, 자가면역 질환, 암까지도 관련이 있는 것으로 알려졌다. 혈중 비타민 D 결핍의 기준이 20ng/ml이지만, 최적치로 봤을 때는 50ng/ml 이상을 유지하는 것이 좋다. 이 정도를 유지하려면 보통 남자는 4,000IU, 여자는 3,000IU 이상의 비타민 D를 섭취해야 한다.

유산균(마이크로바이옴)

기능 의학에서 유명한 말이 있다.

"특별히 다른 치료를 할 이유가 없다면, 장부터 치료하라."

장은 그만큼 중요한 기관이다. 면역 질환, 대사 질환, 암, 알레르기 질환 등 장과 관련되지 않은 것을 찾기가 더 힘들 정도다.

장에 문제가 생기면, 장 내 세균총이 무너져 유해균이 많아진다. 유산균은 장을 보호하는 역할을 하기 때문에 유해균이 많아지면 장

세포 사이의 연결고리가 느슨해진다. 이를 장 누수 증후군이라고 한다. 장 누수 증후군이 생기면 여러 가지 독소 및 항원들이 혈액으로 유입되어 온몸에 염증을 일으킨다.

장 누수 증후군을 치료할 때 핵심 역할을 하는 것이 유산균이다. 대표적인 유산균으로 비피도박테리아 균종, 락토바실러스 균종, 사카로마이세스 보울라디 균이 있다. 유산균을 고를 때는 특허 받은 균종을 사용하는지, 장 내에서 100억 마리 이상의 유산균을 보장하는지를 살펴보고 구매하면 된다.

일례로 국가 주도로 미 백악관 과학 기술국(OSTP)의 마이크로바이옴 연구와 함께 개별 맞춤형 건강 유지의 도움을 받고 개발된 제품을 섭취하면 좋겠다.

내 입에 들어가는 건강기능식품, 선택의 기준은?

'무엇을 먹을 것인가? 또 무엇을 먹지 않을 것인가?'를 선택하는 기준은 매우 어렵다. 전문가가 아닌 이상, 설명을 듣는다 한들 이해하기도 쉽지 않다.

그래서 가장 기본적인 것부터 알아보고자 한다.

기준 1 : 안전성은 검증되었는가?

사용자의 안전을 보장하기 위한 안전성 평가를 통과해야 한다. 이는 제조 과정, 성분 안정성, 용량 등을 평가하여 부작용이나 해로운 영향이 없음을 입증하는 과정이다. 가장 기본적이고 중요한 항목이다.

기준 2 : 효능은 검증되었는가?

건강기능식품은 명시된 효능을 보장해야 한다. 이를 위해 임상 연구와 데이터 분석을 통해 실제로 예방 또는 치료 효능을 입증해야 한다. '건강기능식품'이라고 해서 효능이 모두 같지는 않다. 함

량이 미달이거나 충분한 검증을 거치지 않은 제품은 오히려 몸에
해로울 수 있다.

기준 3 : 법규를 준수하고 있는가?

나라마다, 지역마다 건강기능식품 판매와 사용에 대한 법규 및
규제가 있다. 이러한 법규와 규제를 준수하고 인증받은 업체에서
생산했는지 확인해야 한다. 미국의 경우에는 FDA, usp(미국약전기관
GMP)가 관리하고 있지만, 우리나라의 경우 별도의 건강기능식품법
이 있으며 한국의약품안전처(KFDA)에서 관리하고 있다.

건강기능식품 선택 요령

여러 학회에 가보면 많은 제약회사가 처방 약제를 홍보하기 위
해 부스를 차리고 있는 경우가 많다. 반면, 기능 의학회에 가면 건강
기능식품 회사들이 홍보를 나온다. 여러 회사의 발표와 자료를 보고
있으면 공통적으로 홍보하는 것이 눈에 띈다. 그중 필자에게 와닿았
던 포인트를 몇 가지 설명해보고자 한다.

회사만의 노하우가 있는가?

기능 의학회에 오는 회사들이 강조하는 것 중 하나는 오랜 역
사를 지닌 것이다. 주식 투자를 할 때도 기업의 역사를 살펴보듯이,
우리 몸에 들어가는 물질을 만드는 회사의 역사를 살펴보지 않을

이유가 없다.

종합비타민의 역사를 살펴보면, 1950년대에 처음으로 시중에 제품이 나왔다고 한다. 그리고 대량 생산의 시대가 열리면서 우리 몸의 영양 부족이 속속들이 발견되며, 영양제의 인기도 함께 올라 가게 되었다.

건강기능식품의 특성상, 특정 물질이 인기를 끌 때가 있다. 인기 가 생긴 물질을 중심으로 여러 가지 제품이 우후죽순 생긴다. 잘 살 펴보면 성분이 거의 비슷하거나 동일한 제품이 꽤 많고, 처음 보는 업체도 눈에 띈다.

그래서 한두 개의 제품만을 가지고 있는 회사보다는 역사를 가 지고 여러 가지 제품을 가진 회사가 눈에 들어오는 것은 사실이다. 이런 회사에는 쌓인 데이터나, 독창적인 노하우가 있기 때문에 더 좋 은 제품이 나오기 마련이다. 적어도 10년 이상의 역사를 가진 회사 의 제품을 사먹기를 권한다.

건강기능식품 회사의 자체 공장을 가지고 있는가?

필자도 한때는 건강기능식품을 만들고 팔아보고 싶어서 제조까 지 해보았다. 그런데 내가 공장을 가지고 있지는 않았다. OEM(위탁생 산)을 통해 내 제품을 만든 것이다. 자본을 가지고 있지 않은 제조사 나 유통업자 입장에서는 제품을 만들 수 있는 좋은 방법이다. 그래 서 건강기능식품을 자세히 살펴보면 제품의 이름과 포장지는 다르지만, 생산한 곳과 제품의 성분이 똑같은 경우가 심심찮게 보인다.

자체 공장이 아닌 OEM을 하는 회사에게는 단가가 가장 큰 문제가 된다. 단가를 맞추기 위해서는 대량 생산을 해야 한다. 다른 회사와 같은 배합으로 만들어졌을 때 단가를 더 싸게 맞출 수 있기 때문에, 새로운 배합을 시도하기보다는 기존 제품을 활용하는 편이다. 이렇게 하면 서류 작업이나 통과해야 할 절차도 간편해지기 때문에 많은 회사가 선호하는 방식이다.

그래서 필자는 자체 공장을 가지고 있는 회사를 선호하는 편이다. 공장을 가지고 있는 회사는 여러 가지 연구를 진행하면서 건강기능식품의 배합에 대한 특허를 내기도 한다. 여러 가지 데이터가 쌓여 있다는 증거이기 때문에, 제품을 신뢰하고 사먹을 수 있다.

외부 감사에서 좋은 평가를 받았는가?

건강기능식품은 의약품의 카테고리에 들어가지 않기 때문에 의약품만큼의 관리가 되지 않는 것 같다. 요즘 건강기능식품을 다루는 유튜브에서도 몇몇 영상에서 건강기능식품의 관리 허술함에 대한 문제점을 짚고 있다. 예를 들어, 오메가-3는 산패가 쉽게 되는 식품 중 하나이다. 문제는 몸에 이로운 작용을 해야 할 영양제가 산패되면 오히려 해로운 작용을 할 수 있다는 것이다. 하지만 시중에 판매되고 있는 오메가-3를 검사해보면 산패된 경우가 생각보다 많은 것을 알 수 있다.

또 다른 예로는 유산균이 있다. 유산균은 장에 들어가서 여러 가지 역할을 담당한다. 면역 작용 및 염증 관리에도 도움을 줄 뿐만 아니라, 대사에도 지대한 영향을 미쳐 심혈관계에도 중요한 요소 중 하나이다. 이런 유산균을 검사했을 때, 표기된 유산균이 들어 있지 않은 경우도 있고, 표기되지 않은 유산균이 검출되는 경우도 있었다.

종합비타민의 경우에도 마찬가지다. 시중에 나와 있는 종합비타민을 살펴보면 여러 가지 종류의 비타민과 함께 미네랄도 들어 있다. 그런데 용량이 우리 몸에 해로운 경우도 있고, 혹은 우리 몸에서 사용되지 못하는 물질이 포함되어 있는 경우도 있다. 하지만 일반인이 영양제를 구매할 때 이런 모든 것들을 고려하기가 어렵다. 그래서 외부 감사에서 좋은 평가를 받은 제품을 구매하는 것이 좋다. 모든 카테고리의 건강기능식품에 외부 감사가 있으면 좋겠지만, 필자가 알고 있는 것들을 알려드리고자 한다.

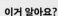
영양제 선택 비교 가이드(Comparative Guide to Nutritional Supplements)

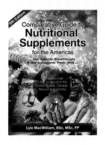

이 책은 세계적인 생화학자 라일 맥 윌리엄 박사가 캐나다를 비롯하여 미국, 호주, 멕시코, 콜롬비아 5개국의 영양제 1,600여 개를 종합 분석하여 만든 가이드북이다. 이 책은 캐나다 정부가 국민 건강을 위해 실시한 국책사업의 일환으로 쓰여졌다.

PDR에 제품 등재

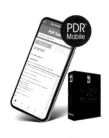

PDR(Physician's Desk Reference)은 의사용 탁상 편람으로 FDA(미국식품의약품안전청)에서 제공하는 처방전이 필요한 의약품에 대해 중요한 정보를 제공하고 처방전이 필요 없는 약품이나 건강기능식품에 대해 거의 모든 의료원, 약국, 병원 등에서 활용되는 FDA의 가장 권위 있는 정보가 담겨있는 책자입니다.

FDA 우수제조 및 품질 기준 GMP 등록(Food and Drug Administration)

FDA(미국식품의약안전청)으로부터 OTC(Over The Counter, 일반의약품) 제조설비 업체

• OTC제품 : 의사의 처방없이 거래되는 모든 일반의약품의 통칭으로서 부작용이 거의 없는 안전한 의약품으로 인정되어 일반 식료품점이나 약국에서 쉽게 구입할 수 있는 제품들을 의미

미국 약전기관(USP) GMP 품질 시스템 감사 인증 획득(Quality systems GMP Audited)

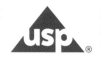

미국 약전기관(U.S. Pharmacopeial Convention 이하 USP)은 건강기능식품, 의약품, 식품 원재료성분에 대한 규격, 제조 및 품질 관리 표준화, 검사 방법 등 GMP 심사에 최고 권위가 있는 비영리기관입니다. 미국 약전기관(USP)은 미국 식품의약품 안전청(FDA)가 정한 GMP 품질 시스템 감사 기준을 수립할 뿐만 아니라 전 세계 사람들의 건강 수준 향상 및 유해한 제품 구매로부터의 소비자 보호를 위해 노력하고 있습니다.

컨슈머랩 인증 획득(ConsumerLab)

컨슈머랩은 건강기능식푼의 함량과 순도, 라벨의 정확성 등을 테스트하는 제3의 독립적인 평가기관으로 각각의 제품을 매우 엄격하게 검사하고 이를 소비자에게 공개함으로써 소비자가 제품의 품질과 건강 기여도를 판단하는 데 도움을 드렸으며 세계적인 소비자 연구기관인 컨슈머랩으로부터 유효성 검사를 받음으로써 우수한 제품력이 증명되고 있습니다.

호주 연방의약품관리국(TGA, Therapeutic Goods Administration)

호주의 연방의약품관리국에서 치유의 목적으로 생산되는 의약품 및 건강식품의 제조에 대해 인정하는 제품

의약품 전문 개요 서적(CPS, The Compendium of Pharmaceuticals and Specialties)

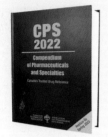

CPS는 캐나다 약사회에서 활용하는 캐나다의 표준 지침서로서 캐나다 보건복지부에서 승인한 의약품, 백신, 건강식품에 대한 전문 자료가 기재되어 있다. 의사가 적절하게 약물을 처방하고 사용하는 데 도움을 주는 정보를 담고 있으며, 자체 기준을 충족하는 제품을 소개하고 있다.

그 외 각종 스포츠 인증 획득 등재가 표기된 제품

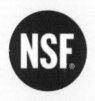
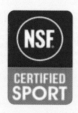

3장

미래, 건강 수명 연장의 해답

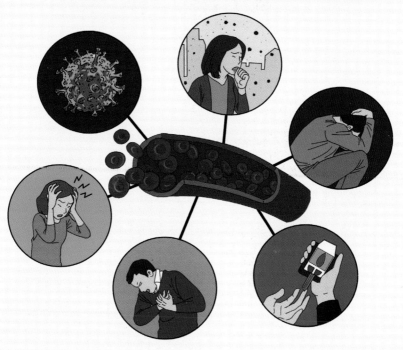

미래의 의학, 수명 연장?

　한때 챗 GPT가 세상을 떠들썩하게 만들었다. 인공지능 알파고가 이세돌 9단을 바둑으로 이겨버렸을 때가 2016년이었다. 불과 10년이 지나지 않은 이 시점에 인공지능이 변호사 시험과 의사 시험을 통과하고, 여러 가지 언어로 대화하는 시대가 열렸다. 인공지능이 실생활에 점점 파고들기 시작했으며, 또 몇 년 사이에 어떤 극심한 변화가 닥칠지 아무도 예상하지 못한다.

　의학도 마찬가지이다. 1990년에 인간 게놈 프로젝트가 시작된 지 30년이 지난 지금, DNA 염기서열 분석은 엄청나게 빠르고, 쉽고, 비용 효율적으로 바뀌었다. 샘플을 보낸 지 며칠 만에 염기 분석이 끝나고, 내가 걸릴 수 있는 질병을 예측해주기도 한다. 미래의 의학은 어떤 모습일까? 질병에서 벗어나 수명 연장으로 가는 길을 발견할 수 있을까?

혈액과 노화의 관계

현대의학은 '노화 지연, 수명 연장'을 목표로 끊임없이 발전하고 있다. 그러나 단순히 수명만 연장되어 질병에 걸린 채 사는 삶을 목표로 하는 것이 아니다. 젊었을 때처럼 건강하고 생기 있는 상태로 나이 들어가는 것을 목표로 하고 있다.

2023년 7월, 과학 저널 〈네이처 노화(Nature Aging)〉에는 노화 지연과 관련한 연구 결과가 발표되었다. 늙은 쥐와 젊은 쥐의 혈관을 연결해 혈액을 공유하게 했더니 늙은 쥐의 노화 진행 속도가 느려지고 수명도 10% 늘어났다는 내용이었다.

미국 듀크대학교의 제임스 화이트 교수는 "젊은 쥐의 혈액 속에 활력을 높이는 성분과 화학물질이 있을 가능성이 있다. 이 요소를 밝혀내면 질병 치유 속도를 높이고, 젊음을 유지할 수 있으며, 수명을 연장하는 치료법으로도 활용할 수 있다"고 말했다.

반대의 실험도 있었다. 22~24개월 된 늙은 쥐의 혈액을 생후 3개월의 어린 쥐에게 수혈하는 실험이었다. 그 결과, 수혈을 받은 지 2

주 만에 어린 쥐들은 근력과 지구력이 감소하고 신장, 간, 근육 조직 등이 손상되는 등 노화가 발현되었다. (출처: 『2022, 네이처 신진대사(Nature Metabolism)』)

이 두 연구에서 알 수 있듯, 노화와 혈액은 매우 긴밀한 관계에 놓여 있다. 이러한 일련의 실험은 항노화 기술의 서막에 불과하며, '평균수명 120세, 건강수명 120세'를 실현할 날이 얼마 남지 않았음을 예고하고 있다.

노화를 예방하고
수명을 연장시킬 수 있을까?

데이비드 싱클레어 박사는 2006년에 미국을 떠들썩하게 만든 논문을 〈네이처〉에 발표했다. 적포도주에 많이 들어 있는 '레스베라트롤'이란 장수 물질이 노화에 미치는 효과를 발표한 논문이었다. 그의 논문은 그해 가장 많이 인용된 논문 중 하나가 되었고, 미국 주요 언론뿐 아니라 전 세계 미디어가 그 내용을 대서특필했다.

2019년에 그는 생명과학과 유전을 연구하는 과학자들에게 충격을 안겨주는 책을 출판하였다. 책의 제목은 『Lifespan: The Revolutionary Science of Why We Age and Why We Don't Have to(수명 : 우리가 왜 늙는지, 그리고 늙을 필요가 없는지에 관한 과학 혁명)』이었다. 이 책은 곧 아마존 45주 연속 베스트셀러를 기록했고, 전 세계 30개국에서 번역 출판되었으며, 우리나라에서도 『노화의 종말』이라는 제목으로 번역되었다.

이 책의 저자인 데이비드 A. 싱클레어 박사는 세계에서 가장 저명한 과학자로, 70편이 넘는 논문을 발표했고 50가지가 넘는 특허를 공동 소유하고 있다. 또 노화, 백신, 당뇨, 생식, 암, 생물 방어 등 분야에서 14개 생명공학 기업을 공동 창업했다. 〈타임〉은 그를 '세계에서 가장 영향력 있는 인물 100인'과 '헬스케어 분야 최고 50인', 호주에서는 '45세 미만 최고 과학자'로 선정했으며, 미국 국립보건원 선구자상, 호주 의학 연구상을 수상하는 등 35차례 영예와 상을 차지했다.

"노화는 질병이며, 질병은 치료될 수 있다"는 그의 말은 지금도 널리 회자되고 있다.

포도의 성분인 레스베라트롤에서 출발하여 결국 '노화의 종말'을 알리는 업적을 기록한 것이다. 데이비드 싱클레어 박사와 같은 과학자 외에도 AI 전문가, 생명공학자, 미래학자들은 150세를 향한 수명 연장의 꿈을 현실화하기 위해 연구를 계속하고 있다.

심오한 기능 의학의 세계

기능 의학을 접한 지 벌써 수년이 흘렀다. 처음 공중보건의로 차출되었을 때만 해도 갓 졸업한 의사로서 현대의학의 틀 안에서 진료를 보았다. 공보의 주요 업무는 의료 취약 지역에 사는 거주민에게 1차 의료를 제공하는 것이다. 여러 가지 업무가 있지만 그중에서도 가장 많이 하는 것은 만성질환자에게 처방 약제를 제공하는 것이다.

시내에 있는 의원에도 가기 힘든 노인들은 걸어서 올 수 있는 거리의 보건지소에 와서 필요한 약을 처방받아 간다. 처음 하는 의사 생활이라 무거운 책임감을 가지고 처방을 했지만, 몇 개월이 지나면서 내가 하는 의료에 의문점이 생기기 시작했다. "만성 질환이 모두 나아서 나가는 사람이 없네?"

내가 처방하고 있는 약제는 만성 질환의 완치제가 아닌 증상 치료제인 것을 깨닫고 나서야 기능 의학에 발을 들이게 되었다. 아직도 아는 것보다 모르는 것이 많지만, 하루하루 배워가며 환자를 돕는 데 최선을 다하고 있다.

현대의학은 하나하나의 기관계를 떼어내어 보지만, 기능 의학은 모든 것을 연결지어 생각하려 한다. 기능 의학에서의 연결고리를 7개의 핵심 시스템이라고 하는데, 소화 및 동화, 면역 및 재생, 에너지, 해독, 수송, 신호 전달(커뮤니케이션), 신체 구조로 나뉜다. 하나의 시스템이 망가지면 다른 시스템까지도 영향을 주기에, 불균형이 온 부분을 바로잡으려 노력한다.

환자를 치료하다 보면 가끔은 신기한 경험을 하게 된다. 몇 년 동안 여러 병원에 가서도 낫지 않았던 증상이 기능 의학적으로 접근했을 때, 눈 녹듯이 사라지기도 한다. 약물 치료도 물론 의학의 중요한 부분이기는 하지만, 우리 몸의 회복력을 믿고, 부족한 부분을 채워주는 것이 진정한 의학이 나아가는 길이 아닐까 싶다.

기능 의학적 접근은 빅데이터와 인공지능, 유전 정보가 함께 발전하며 개인 맞춤 의학으로 나아갈 것이다. 훗날에는 피검사 하나만으로 질병의 위험도를 분석하고 개인에게 맞는 영양제나 약물의 용량까지도 쉽게 파악하는 단계가 오지 않을까 싶다. 이런 맞춤 의학이 도입된다면 정말 영화처럼 20대의 몸을 가지고 건강하게 100년 이상 장수할 날이 올 것이라 믿는다.

다음 장에서는 영양요법을 통해 건강을 되찾은 이들의 사례를 살펴보자.

4장

다시 건강을 되찾은 사람들

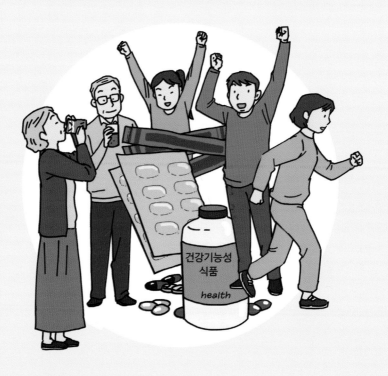

대한민국에서 질병으로 인한 사망 원인 1위는 암이다. 암으로 인한 사망률은 2위인 심장질환보다 2.5배나 높다. 특히 2022년 암 사망자 중 폐암, 간암, 대장암의 비율은 각각 22.3%, 12.2%, 11%로, 이 세 가지 암이 전체 암 사망자의 약 45.5%를 차지하고 있다.

암은 세포가 비정상적으로 성장하고 분열하는 질병이다. 몸 어디에서든 종양이 생길 수 있으며, 혈액이나 림프계를 통해 다른 부위로 퍼질 수도 있다. 암의 종류는 매우 다양한데, 다양한 만큼 원인과 치료 방법도 각각 다르다.

암은 유전적인 요인, 환경적인 요인, 생활 습관 등이 복합적으로 작용하여 발생한다고 보고 있다. 예를 들어, 흡연은 폐암의 주요 원인 중 하나이고, 과도한 음주는 간암의 위험을 높일 수 있다. 또한 자외선에 과도하게 노출되면 피부암에 걸릴 위험이 증가한다. 이러한 요인들이 세포의 DNA를 손상시키거나 돌연변이를 일으켜 암을 유발한다.

암 자체로는 통증이 없다. 어느 정도 진행이 되어 종양 주변의 조직, 신경, 장기 등을 압박하거나 침습할 때 통증이 발생하기 때문에 조기 발견이 어려울 수 있다. 특히 췌장암, 간암, 난소암,

폐암 등은 증상이 거의 없기 때문에 증상이 나타날 때는 이미 꽤 진행된 경우가 많다.

의학 기술이 발전한 현대에도 암은 치명적인 만큼 조기 발견이 매우 중요하며, 정기적인 건강 검진을 통해 암을 조기에 발견하고 치료하는 것이 최선이다.

간절함으로 극복한 위암

성명 : 박은주

성별 : 여

증상 : 위암 전절제 수술 및 장유착(중첩) 수술, 2번의 개복 수술

저는 졸업 후 작은 광고기획사에 편집 디자이너로 취직하여 열심히 일했습니다. 30대에는 높은 연봉과 안정된 생활을 기대했으나, 결혼과 동시에 10년간 근무하던 회사를 인수하여 CEO가 되었습니다. 대표, 디자이너, 상담, 배달까지 혼자 감당하며 하루 10시간 넘게 일했고, 두 아이를 출산하면서도 쉬지 않고 일에 매달렸습니다. 넘치는 일이 감사하기도 했지만, 몸의 한계를 느끼기 시작했습니다.

그렇게 버티던 중 큰 위기가 찾아왔습니다. 몸이 참을 수 없이 아파 와서 검사해본 결과, 39살에 위암 진단을 받았습니다.

서울에서 수술을 받으라는 주변의 권유에도 불구하고 어린 아이들과 사무실 걱정으로 집에서 가까운 병원에서 수술을 받았습니다. 제 몸보다 엄마 없이 지낼 아이들이 더 걱정되었기 때문입니다.

수술만 잘 끝나면 일상으로 돌아갈 수 있을 거라 생각했지만 수술 부작용으로 2주 만에 다시 배를 가르고 장유착 수술을 받아야 했고, 한 달 동안 병원에서 힘든 시간을 보냈습니다. 두 번의 개복 수술

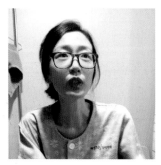
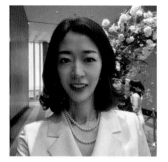

before   after

로 몸도 마음도 만신창이가 되었습니다. 현재 저는 위가 없고 장은
망가진 상태입니다.

　퇴원 후 일상으로 복귀할 수 있을 거라 생각했지만, 투병 생활은
길어졌고 저를 나약하게 만들었습니다. 저는 장 수술을 받아 평생
장 통증을 안고 살아가야 했습니다. 장이 꼬이면 8시간 동안 산통에
가까운 통증을 겪어야 했는데, 병원에서는 그때마다 마약성 진통제
를 놔주었지만 아무 소용이 없었습니다. 의사는 평생 감당하며 살아
가야 한다고 했습니다. 병원에서 "더 이상 해줄 게 없다"고 한 말을
듣고 저는 이미 죽음을 받아들였습니다.

　하지만 아이가 "엄마 품이 가장 포근하다"고 말하며 앙상하게 말
라 버린 제 품에 안겼을 때, 간절히 살고 싶어졌습니다. 아이들이 제
전부였기에, 아이들의 웃음을 지키고 싶었습니다.

　간절한 저의 기도가 하늘에 닿았는지, 저에게 기적처럼 한 회사

제품을 만나게 되었습니다. 새언니의 도움으로 전문가의 상담을 받았고, 지푸라기라도 잡고 싶은 심정으로 천연 폴리페놀이 풍부하다는 제품을 먹기 시작했습니다. 이 제품을 한 달 정도 먹으면서 점차 바깥 생활이 가능해졌고, 그렇게 6개월을 먹고 나니 삶에 활력이 생겨났습니다.

병원에서도 어찌 해줄 수 없다는 극심한 진통을 먹는 영양제로 단번에 해결할 수 있었습니다. 저에겐 기적 같은 일이었습니다.

지금은 일상생활에 크게 문제가 없을 정도로 호전되었고 병원에서 완치 판정도 받았습니다. 하루가 멀다 하고 병원에 오가던 과거에서 벗어나 건강한 삶을 살고 있습니다.

림프종 3기에서 완전 관해까지

성명 : 노기승

성별 : 남

증상 : 미만성 대B세포 림프종

저는 개인 사업을 하고 있습니다. 매일 치열하게 살아가면서 스트레스를 많이 받았고, 장거리 운전, 불규칙한 수면, 흡연 등으로 건강이 좋지 않았습니다.

그러던 중 2022년 말, 등 안쪽에 통증이 있어 집 근처 대형 병원에서 검사를 받았는데 염증 수치가 높다고 했고, 곧바로 2주간 입원하여 치료를 받았습니다.

하지만 2023년 4월경, 같은 부위에 극심한 통증이 다시 생겨 세브란스병원 응급실로 갔을 때, 검사 결과 '림프종'이라는 혈액암 진단을 받았습니다. 정밀 검사 결과 암이 여러 군데로 전이되어 3기 진단을 받았습니다.

암에 걸릴 것이라 생각해본 적이 없어서 당황스러웠지만, 진단 직후 바로 입원하고 항암 치료를 시작했습니다. 3주마다 항암 주사를 총 6차례 받으며 치료를 진행했습니다. 그동안 주치의 교수님의 조언을 충실히 따르면서 건강에 좋지 않은 나쁜 습관을 모두 끊어냈습니다.

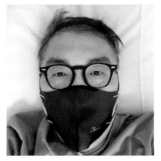 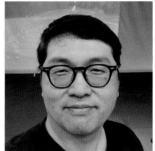

before   after

　다행히 아내가 영양 관련 일을 하며 열심히 공부했던 덕분에 큰
도움을 받을 수 있었습니다. 아내의 권유로 포도씨 추출물과 알로
에 추출물 같은 강력한 항산화제를 섭취하며 영양 요법을 병행했
습니다. 치료와 영양에 집중한 덕분에 2차 시술 시 이미 관해가 시
작되었고, 6차 항암 주사 이후인 8월경에는 '완전 관해' 판정을 받
을 수 있었습니다.

　충분한 영양 섭취 덕분에 항암 치료의 부작용도 심하게 겪지 않
았고 회복도 빨랐습니다. 지금도 재발 방지와 면역력 강화를 위해 영
양 요법을 꾸준히 유지하고 있습니다.

전이와 재발 없이 극복해낸 암 투병기

성명 : 김진아

성별 : 여

증상 : 자궁암과 폐암 및 난소, 자궁, 골반 전이

가족이 암 진단을 받으면 어떤 생각이 가장 먼저 들까요?

저는 2017년에 자궁암과 폐암 진단을 받고 나서 그 답을 알게 되었습니다. 몸에 이상 신호가 와서 여러 병원을 다녔지만, 정확한 진단을 받지 못하다가 결국 빈혈 수치가 7.4까지 내려가고 하혈이 멈추지 않아 큰 병원에 갔습니다. 그곳에서 암 진단을 받았을 때, 그저 머리가 멍해졌습니다. 아무런 생각도 들지 않았습니다. 암이라니, 믿기지 않았습니다.

병원에서는 이미 암이 난소와 자궁, 골반까지 전이되어 수술이 불가능하다고 했습니다. 항암과 방사선 치료가 최선이며, 완치나 재발 여부는 보장할 수 없다는 말을 들었죠. 살아야겠다는 의지로 서울 아산병원에 갔지만, 그곳에서도 먼저 항암 치료로 암의 크기를 줄인 후에야 수술을 고려해볼 수 있다고 했습니다.

선택의 여지가 없던 저는 2017년 8월에 항암 치료를 두 차례 받고 암의 크기를 줄인 후, 10월에 폐암 수술을 받았습니다. 그리고 11

월에는 항암과 방사선 치료를 받기 시작했습니다. 넉 달 동안 병원 시스템에 따라 치료를 받으며 제 몸은 그저 숨만 쉬고 있는 상태가 되었습니다.

수술 후 병원에서는 방사선 치료 28회와 항암 치료 6회를 권유했고, 저는 암 요양병원에 입원해 치료를 받았습니다. 그런데 두 번째 방사선 치료부터 몸에 전기가 오는 듯한 느낌이 들더니 항암 치료 때는 구토 증상이 심해 물 한 모금도 못 마시는 고통을 겪었습니다.

건강은 급속도로 악화되었고, 구토제와 진통제를 먹으며 하루하루를 버텼습니다. 방사선 치료 중에는 폐암 수술로 인한 기침이 멈추지 않아 거담제를 입에 물고 들어가기도 했습니다. 이렇게 힘든 시간이 반복되며 살고 싶은 마음은 간절했지만, 이러다 죽을지도 모른다는 생각이 들었습니다.

하루는 병원 침대에 누워 벽을 바라보고 있을 때, 아이가 전화를 해서 "엄마, 몇 번 자면 집에 올 수 있어?"라고 물었습니다. 저는 30대 후반이었고 아이는 초등학교 2학년, 9살이었습니다. 전화를 끊고 나니 '이 아이와 소중한 시간을 보내야겠다'는 생각이 간절해졌습니다. 병원 치료가 힘들고 괴로울 때마다 저는 다짐하고 또 다짐하며 모든 치료를 견뎠습니다. 그리고 암에 대해 공부하기 시작했습니다.

암 공부를 하면서 영양의 중요성을 알게 되어서, 어떤 영양제가 좋은지 백방으로 수소문한 끝에 포도씨 추출물을 알게 되었습니다. 그리고 믿을 만한 회사의 포도씨 추출물 영양제를 선택해, 집중적인

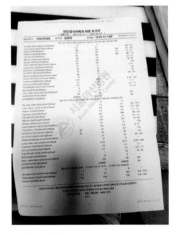

최종 보고서

건강 상담을 받으며 해독을 병행했습니다.

함께 항암과 방사선 치료를 받던 암 환우들은 전이 또는 재발로 고생 중이고, 그중 세 명은 하늘나라로 갔습니다. 하지만 저는 감사하게도 지금까지도 전이와 재발 없이 잘 이겨내고 있으며, 2024년 9월에는 완치 판정을 받을 수 있을 것입니다.

기적처럼 재발 없이 잘 지내고 있는 것이 미안한 마음도 들지만, 그러기에 더욱 감사할 따름입니다. 절망을 희망으로 바꾼 저 같은 사람도 있으니, 여러분도 희망과 용기를 가지시길 바랍니다.

암이 알게 해준 건강의 소중함

성명 : 이행복

성별 : 여

증상 : 갑상선암 3기

저는 인생을 전쟁처럼 살았습니다. 외국 보험사에서 재정 컨설팅 일을 하면서 더 많은 돈을 벌기 위해 모든 열정을 쏟았습니다. 그 결과 큰돈을 벌었지만, 일은 너무 바빴고, 매달 마감을 맞추느라 극심한 스트레스를 받았습니다. 결국 돈을 비는 만큼 건강을 잃게 되었습니다.

어느 날 운전 중 너무 졸리고 피곤해서 접촉사고가 났습니다. 사실 늘 피곤하고 졸렸지만, 그게 건강의 이상 신호라는 생각은 하지 못했습니다. 계속 사고가 나자 운전기사를 두고 일해야겠다고 생각했습니다. 낮에는 정신력으로 버티며 일을 했고, 밤에는 잠이 들면 아침이 안 왔으면 좋겠다고 생각할 정도로 피곤했습니다. 그런데도 병에 걸렸을 거라는 생각은 해본 적이 없었습니다.

그러던 중 아는 지인이 암에 걸렸다고 해서 병문안을 갔는데, 그분이 제 목을 보더니 암일지도 모른다며 병원에 가보라고 했습니다. 안 갔습니다. '특별히 아픈 데가 없는데 왜 병원을 가야 하느냐'고 생

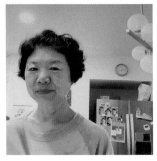
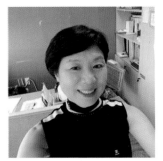

before   after

각했고, 너무 바쁘기도 했으니까요. 결국 그분이 병원을 예약해주셔서 진찰을 받았는데, 결과는 정말 암이었습니다.

2009년에 갑상선암 3기 진단을 받았을 때, 암은 이미 임파선까지 전이된 상태였습니다. 그렇게 갑상선을 절제한 후 암 치료를 받았습니다.

이후 제 면역력은 바닥이 나 감기를 달고 살았고, 호흡 곤란에 시달리며 물만 마셔도 질식할 것 같았습니다. 살아야 했기에 산을 다니고 한의원도 다니며 할 수 있는 건 다 해보았습니다.

그러다 후배로부터 대체의학을 소개받고 후속 관리로 대체요법 치료를 했지만, 악성 변비가 해결되지 않았고 면역력은 바닥을 쳤습니다. 체온 조절이 안 되어 한여름에도 냉기가 몸을 엄습했고, 에어컨이나 선풍기 근처에도 갈 수 없었습니다. 한여름 더운 날씨에도 목도리를 하지 않으면 추위를 견딜 수 없었고, 목은 늘 경직되어 목소리를 내기도 어려웠습니다.

암 치료와 과중한 업무로 지친 상황에서 의약품 수준으로 정제된 포도씨 추출물을 알게 되었습니다. 대체요법과 크게 다르지 않겠다는 생각에 포도씨 추출물과 유산균을 먹기로 했고, 2년 전부터 지금까지 꾸준히 섭취하고 있습니다.

그러면서 악성 변비가 해결된 것은 물론, 목도리를 하지 않아도 괜찮았습니다. 여름에 남의 시선을 의식하지 않아도 되니 얼마나 좋은지 모르겠습니다. 이제는 민소매도 잘 입고 다닙니다. 목 경직 증상도 90% 정도 사라져 말하기가 너무 수월해졌습니다. 지금은 재활요양병원을 운영하면서 건강한 사람보다 더 에너지 넘치게 지내고 있습니다. 현재는 비타민 B군도 함께 섭취하고 있는데, 아침이 너무 가볍고 편안해서 얼마나 행복한지 모릅니다.

저처럼 건강을 잃은 사람들에게 도움이 되길 바라며, 제 경험을 바탕으로 제가 운영하는 병원에 포도씨 추출물 건강 요법을 도입해 환자들의 치료를 보완하고 있습니다.

암 수술 이후 체력을 회복하는 여정

성명 : 양미경

성별 : 여

증상 : 갑상샘암, 임파선암

은행에 근무하던 남편이 극심한 스트레스로 수면제를 먹어야만 잠을 자는 상황이 되면서, 살림만 하던 제가 남편을 퇴직시키겠다는 생각 하나로 일을 알아보기 시작했습니다. 그러나 그 스트레스로 제 몸에 이상신호가 오기 시작했습니다.

2010년 초여름쯤부터 극심한 피로에 시달리다가 건강검진을 받았는데, 그 결과 갑상샘암이 발견되어 급히 수술을 받았습니다. 수술 중 암이 임파선으로 전이된 상태라는 통보를 받고, 갑상샘과 임파선 전절제 수술을 받았습니다. 이후 면역력이 바닥을 치면서 각종 치료를 받으며 지루한 싸움이 시작되었습니다.

수술 후 2년간은 3개월마다 추적 검사를 받아야 했습니다. 병원에서는 잘 먹고 건강을 챙기라고 했지만, 저는 몸이 붓고 급성 피로로 인해 점점 무거워져 먹을 수가 없었습니다. 면역력이 떨어지면서 장도 안 좋고 피로가 극심해 일상생활이 어려웠습니다. 숙면을 취하지 못해 하루를 피로 속에 시작해야 했습니다.

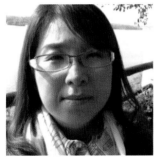
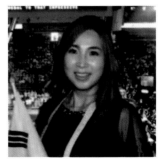

before   after

당시 아이가 17개월이었는데, 아이를 제대로 안아줄 수 없어서 미안한 마음에 참 많이도 울었습니다. 암이 재발하면 어쩌나 항상 불안 속에 살다 보니 이전과 다르게 변해갔습니다. 신앙 생활도 영혼 없이 교회와 집을 오갈 뿐이었습니다.

여러 가지 한약과 몸에 좋다는 것을 찾아 먹어봤지만 별 차도를 느끼지 못해 자포자기했습니다. 의사의 권유로 항산화제를 먹어보았지만, 좋다고 소문난 영양제도 큰 효과를 보지 못했습니다. 그렇게 항산화제에 관심이 많던 때라 포도씨 추출물이 좋은 건 알고 있었습니다.

3년 정도 지났을 때쯤 교회 지인이 '포도씨 추출물이라고 해서 다 같은 게 아니다. 의약품 수준으로 정제된 것을 먹어야 한다. 이건 독성이 없고 함량이 높으니 먹어보라'고 하면서 권해준 제품이 있어서 그걸 먹게 되었습니다.

그걸 먹으면서 일주일 만에 체력적으로 달라지는 것을 느꼈습니다. 오후 6시만 되면 눈을 뜰 수 없을 만큼 피곤을 느꼈던 과거와 달리, 밤 9시에도 설거지를 하고, 밤 11시에도 핸드폰을 사용할 정도로 체력이 회복되었습니다.

아침에 개운하게 일어났고, 몸의 모든 기능이 정상으로 돌아왔습니다. 떨어졌던 면역 수치는 올라가고, 높았던 염증 수치가 내려갔습니다. 콜레스테롤도 정상, 간 수치도 정상, 모든 수치가 정상이었습니다.

지금도 6개월마다 암 검진을 받고 있지만, 누구보다 건강한 상태를 유지하고 있습니다.

항암치료의 부작용을 잡아준 영양요법

성명 : 이윤자

성별 : 여

증상 : 림프종 4기

어머니는 올해 84세이십니다. 2024년 1월, 어머니께서는 림프종 4기 판정을 받으셨습니다. 온몸의 림프절뿐만 아니라 골수까지 전이된 매우 심각한 상태였습니다. 특히 기도 쪽이 매우 위험한 상황이었습니다. 의사 선생님께서는 빨리 항암치료를 시작하지 않으면 기도가 막혀 생명이 위험할 수 있다고 경고하셨습니다.

어머니의 연세와 항암치료의 부작용을 염려했지만, 병원의 치료 계획에 따라 항암치료를 시작했습니다. 1월에 찍은 CT사진에서는 기도가 거의 막혀 있는 모습이 뚜렷했습니다. 당시 어머니는 숨쉬기조차 힘들어하셨고, 목소리도 거의 나오지 않았고, 식사도 제대로 할 수 없었습니다. 그래도 다행히 셰이크 밀을 물에 타서 먹을 수 있었고 부족한 영양은 영양제를 메가 요법으로 먹으면서 관리할 수 있었습니다.

5월에 찍은 CT 사진과 1월에 찍은 사진을 비교해 보면 기도가 완전히 열려있는 것을 알 수 있습니다. 항암치료가 효과를 본 것이

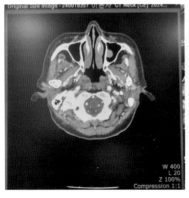
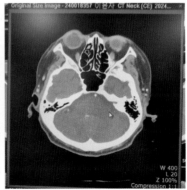

CT 촬영 사진 (1월)　　　　　　CT 촬영 사진 (5월)

분명했지만, 항암치료의 심각한 부작용을 예상했던 것과 달리 어머니는 6개월 동안 부작용 하나 없이 항암치료를 받고 계십니다. 아니, 오히려 더 건강해지신 듯합니다.

　의사 선생님께서는 어머니의 상태를 물으셨습니다.

　"구토하지 않나요?"

　"괜찮은데요."

　"주무실 때 오한이나 땀이 나지 않나요?"

　"괜찮은데요."

　"손발이 저리지 않나요?"

　"괜찮은데요."

　"변비가 있진 않나요?"

　"괜찮습니다."

의사 선생님은 어머니의 건강 상태에 놀라워하며 기뻐하셨습니다. 지난주에 의사 선생님께서는 "거 참, 희한하네. 거 참, 희한하네"를 두 번이나 반복하셨습니다.

어머니께서 드시는 약은 병원에서 처방받은 구토방지제, 비타민 B1, 엽산, 진통제가 전부입니다. 다른 점이 있다면, 여기에 더해 모든 영양이 충분히 들어 있는 종합비타민 제품을 드시고 있다는 것입니다.

암세포가 안 보이네요

성명 : 이명희

성별 : 여

증상 : 말기 소장암, 간암으로 전이

남편은 20년 동안 한 직장에서 일할 만큼 우직하고 성실한 사람이었으며, 사회인 야구와 하프마라톤을 할 정도로 건강했습니다. 그런데 어느 날 저와 함께 헌혈을 하러 갔다가 철분 부족 판정을 받았습니다. 철분이 많이 부족하니 병원에 가보라는 권유를 받고, 동네 내과에서 철분제를 처방받아 먹었습니다. 하지만 3개월 동안 철분제를 복용해도 정상 수치인 12에 훨씬 못 미치는 9~10밖에 되지 않았습니다. 내과 선생님께서 큰 병원에 가보라고 해서 분당 재생병원에서 여러 검사를 받았으나, 마지막 검사까지도 별다른 이상은 발견되지 않았습니다.

마지막 검사 결과를 들으러 병원에 간 날, 남편이 왼쪽 옆구리 뒤쪽이 불편하다고 해서 CT를 찍었고, 그때 충격적으로 '소장암 말기'라는 결과가 나왔습니다. 게다가 급성 당뇨까지 발병했습니다. 통증도, 아무런 징후도 없던 남편은 놀랄 수밖에 없었습니다. 당뇨 수치가 300이 넘어 수술 날짜를 잡지 못하고 있던 어느 날, 암 덩어리에서 혈액이 새고 있으니 당장 응급실로 가서 수혈하라는 말을 듣고 깜짝 놀라 바로 응급 수술에 들어갔습니다.

그리고 수술 후 두 번째 충격적인 소식을 들었습니다. 개복해 보니 간에 암이 전이된 것은 물론, 간 전체에 퍼져 있어 수술할 수 없었고, 소장에서만 17.5cm의 암을 제거했다고 했습니다. 담당 교수님은 "간암은 표적치료제로 먹는 약을 드시면 됩니다"라고 말했지만, 위로가 되지 않았습니다.

그러던 중 간에 있던 암세포 하나가 커져서 다시 입원했고, 이번에는 고주파 열 치료를 받았습니다. 그런데 갑자기 이명이 생기더니 점점 심해졌습니다.

면역력 강화에 좋은 식품을 찾던 중, 친구가 포도씨 추출물을 추천해 주어 관련 영양제를 먹기 시작했습니다.

독한 표적치료제를 먹는 동안에도 포도씨 추출물이 든 항산화 영양제를 함께 챙겨 먹었습니다. 수술 후 첫 진료 날 교수님이 하신 말씀이 떠올랐습니다.

"암은 없어지는 게 아니고 같이 살아가는 거예요."

처음에는 이 말의 의미를 몰랐지만, 시간이 지날수록 실감이 났습니다.

표적치료제 부작용으로 오심, 구토, 부종, 근육 경련, 설사, 위장관 및 중추신경계 출혈, 관절통, 발열, 복통 등 수많은 고통이 뒤따랐습니다. 또한 표적치료제는 점점 효과가 없어지고 내성이 생긴다고 했습니다. 수술 후 남편의 몸무게는 15kg이나 빠져 앙상해졌습니다. 남편의 체중을 늘리고 암을 치료하기 위해 영양제를 꾸준히 섭취했습니다. 그 결과, 2017년 당화혈색소가 8.4였던 당뇨는 3년 만에 정상 수치인 5.6으로 돌아왔습니다.

그러고 나니 종양내과 진료 때마다 듣던 "잘 억제되고 있습니다"라는 교수님의 말씀이 궁금해졌습니다. 그래서 정기검사 때 교수님께 "처음(2017년) 간에 있던 암 크기와 지금(2022년) 크기는 얼마나 달라졌나요?"라고 물었습니다.

"잠시만요, 음… 안 보이네요. 없습니다." "네?"

저는 확인하고 싶어서 결과지를 보고 또 보았습니다. 죽을 수도 있다고 했던 남편의 몸에서 암세포가 사멸했고, 독한 표적치료제를 복용하면서도 부작용이 없었습니다. 이명이 사라지고, 당뇨도 정상으로 돌아와 약을 끊을 수 있었습니다. 허리디스크는 몸을 쓰는 일을 해도 아프지 않을 만큼 튼튼해져서 다시 하프마라톤도 하고 있습니다. 포도씨 추출물 영양제 덕분에 새 삶을 얻었기에 하루하루 감사한 마음으로 지내고 있습니다.

포도씨 추출물로 다시 찾은 건강

성명 : 강수경

성별 : 여

증상 : 심장 수술 3번, 위암, 고관절 수술과 코로나 후유증

심장판막 수술 두 번, 위암 수술, 고관절 수술을 포함해 여러 번의 큰 수술을 받은 나는 늘 통증에 시달렸다. 무엇보다, 살이 빠져 힘든 시간을 보냈다.

사업하는 남편 덕분에 돈 걱정 없이, 좋다는 깃은 다 먹이 보고 한의원과 마사지숍도 다녀봤지만 그때뿐이었다. 특히 식사 후 1시간이 지나면 허기가 지고 식은땀이 나서 먹을 것을 항상 가지고 다녀야만 했다.

그러다가 지인을 통해 몇 가지 영양제와 포도씨 추출물을 소개받아 먹기 시작했다. 약 20일이 지나자 허기짐과 식은땀이 사라지고 통증도 줄어, 마사지를 받지 않아도 되는 기적 같은 일이 일어났다. 이에 신뢰를 갖고 꾸준히 영양제와 포도씨 추출물을 먹었더니 몸 상태가 좋아지고 체중도 정상으로 돌아왔다.

2023년 2월, 코로나에 걸려 심한 가래 때문에 숨 쉬기가 어려웠다. 병원에서 처방받은 거담제는 도움이 되지 않았다. 숨 쉬기가 힘

들어 죽을 것만 같았던 그때, 포도씨 추출물의 효과가 기억나서 영양제를 3시간 간격으로 2정씩 먹었더니 숨 쉬기가 편해졌다. 3일 정도 같은 방법으로 섭취하자 목과 코로 많은 가래가 쏟아져 나왔고, 이후 가래로 인한 고통이 사라졌다.

하지만 코로나 후유증으로 한 달 후 세 번째 심장 수술을 해야 했다. 담당 의사는 "세 번째 수술인 만큼 위험하고 회복도 늦을 수 있으니 마음의 준비를 하라"고 하셨다.

나는 한 달 동안 충분히 영양을 섭취해 몸을 만들었고, 수술 전부터 미리 3시간 간격으로 포도씨 추출물 영양제를 먹었다.

마음의 준비를 단단히 하고 수술실에 들어갔는데, 수술 후 하루 만에 중환자실에서 일반 병실로 옮길 수 있었고, 놀랍게도 가래가 나오지 않아 수술 후 고통이 없었다. 담당 의사는 놀라며, 지금까지 했던 수술 중 세 번째 수술이 가장 잘되었다고 회복력을 신기해했다.

몇 개월은 입원해 있을 줄 알았는데, 일주일 만에 퇴원할 수 있었다. 이러한 경험을 통해, 수술을 앞둔 사람들에게 포도씨 추출물 영양제를 섭취하라고 적극 권하고 있다.

살아야 한다는 일념으로, 결국 살았어요

성명 : 우미영

성별 : 여

증상 : 유방암

2018년 10월, 유방암 진단을 받았습니다. 그러나 암 환자가 되기 하루 전과 하루 후의 느낌이 크게 다르지 않았습니다. 그저 병원에서 암 환자라고 하니 '아, 내가 암에 걸렸구나!' 하는 정도의 느낌이었습니다. 그만큼 건강에 무지했던 거죠. 나에겐 아무 일도 일어나지 않고, 그저 남들처럼 평범한 인생을 살아갈 수 있다고 생각했습니다.

당시 저는 42살이었고 늦둥이 딸은 3살이었습니다. 암 진단을 받았지만 슬퍼할 겨를 없이, 오직 딸을 위해 살아야 한다는 생각으로 강하게 일어섰습니다. 서울대병원에서 여러 검사를 거친 결과, 암이 5cm 이상으로 크게 성장하고 여러 부위로 퍼져 있어 선항암 치료를 선행해야 한다는 결정이 내려졌습니다.

여차저차 생각할 겨를도 없이 항암을 선택해서 6개월에 걸쳐 항암을 시작했습니다. 그리고 항암 중 체력 관리와 빠른 회복을 위해 포도씨 추출물 영양 관리를 시작했습니다.

병원에서는 "선항암-전절제 수술-방사선 치료 38회-표적항암

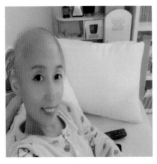
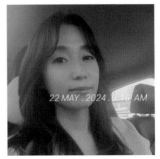

before   after

허셉틴 치료-확장기 생활 1년-복원 수술"까지의 긴 치료 과정을 예고했고, 동시에 호르몬 강양성 환자에게 처방되는 타목시펜을 10년 복용하고 졸라덱스는 어쩌면 평생 맞아야 할지도 모른다고 했습니다. 하지만 저는 타목시펜 4개월, 졸라덱스 6회 후 중단했습니다.

처음에는 오직 살아야겠다는 일념 하에 여기저기 대체 치료하시는 분들도 많이 찾아가기도 하고, 인터넷 검색도 많이 하고, 누가 몇 년 살았다더라 하면 쪽지도 보내서 어떻게 관리하는지 물어보기도 하였습니다. 그 과정에서 포도씨 추출물의 효과에 대해 알게 되었습니다.

평생 호르몬 약을 먹으면서 살 수 없다는 생각과 함께, 현실적인 건강 관리가 필요하다는 생각이 들었습니다. 모든 걸 다 포기하고 오로지 건강에만 올인하는 그런 환경이 못 되었기에 포도씨 추출물로 특별 영양 관리를 하면서 스트레스 안 받으려 노력했습니다. 잠은 12시 이전에 무조건 잤고, 좋은 것을 먹기보단 나쁜 것을 배제하는 것에 중점을 두면서 지금도 건강 관리를 하고 있습니다.

2024년 현재 일체의 호르몬 약이나 주사제를 사용하지 않고 있으며, 항산화·항암 효과가 뛰어난 포도씨 추출물 종합영양제를 꾸준히 챙겨 먹고 있습니다. 특별한 기술력으로 정제된 제품이라고 해서 먹기 시작한 건데, 그 영양제 덕분에 제 삶이 바뀌었습니다.

심혈관 질환

심혈관 질환은 세계적으로 가장 흔한 사망 원인 중 하나로, 심장과 혈관에 영향을 미치는 다양한 질병을 포함한다. 심혈관 질환에는 심장마비, 협심증, 심부전, 고혈압, 뇌졸중 등이 있다.

이러한 질환은 주로 혈관이 좁아지거나 막히면서 발생하는데, 여기에는 여러 가지 원인이 있지만 생활 습관과 밀접한 관련이 있다.

심혈관 질환의 주요 원인 중 하나는 동맥경화증이다. 동맥경화증은 동맥 벽에 콜레스테롤이 쌓여 플라크를 형성하고, 이로 인해 동맥이 좁아져 혈액 흐름이 방해되는 상태를 말한다. 동맥경화증이 진행되면 심장으로 가는 혈액 공급이 차단되어 심장마비가 발생할 수 있고, 뇌로 가는 혈액이 차단되면 뇌졸중이 발생한다.

고혈압도 심혈관 질환의 중요한 위험 요인이다. 고혈압은 혈관에 가해지는 압력이 지속적으로 높은 상태를 말한다. 고혈압이 지속되면 심장은 더 많은 일을 해야 하고, 이는 심장 근육을 두껍게 만들어서 결국 심부전으로 이어질 수 있다. 고혈압은 또한 동맥경화증의 위험을 높여 심장마비와 뇌졸중의 위험을 증가시킨다.

심혈관 질환은 예방이 가능한데, 예방을 위해서는 건강한 생활 습관이 필요하다. 과일, 채소, 통곡물, 저지방 단백질을 중심으로 한 균형 잡힌 식단은 콜레스테롤 수치를 낮추고 혈압을 관리하는 데 도움이 된다. 특히 포화지방과 트랜스지방을 줄이고, 나트륨 섭취를 제한해야 한다.

규칙적인 운동도 심혈관 건강을 유지하는 데 중요하다. 유산소 운동은 심장을 강화하고 혈압을 낮추며, 체중을 관리하는 데 도움이 된다.

고혈압, 고콜레스테롤, 당뇨병 등은 초기에는 별다른 증상이 없기 때문에 정기적인 검진을 통해 상태를 확인하고, 필요한 경우 적절한 치료를 받아야 한다.

뇌졸중이요? 지금은 실제 나이보다 혈관 나이가 더 젊어요

성명 : 김미경

성별 : 여

증상 : 상세불명의 뇌졸중과 부정맥

오른쪽 눈 시신경부터 시작된 안면 마비로 인해 미식거리는 증상, 심각한 두통, 시야 장애, 사지 위약감이 생겼으며, 5분도 의자에 앉아 있기 힘들 정도로 체력이 저하되었습니다. 매주 링거를 맞고 많은 양의 진통제를 복용했지만, 혈압을 비롯한 모든 수치가 최저로 떨어지는 약물 부작용 때문에 3일 만에 약 복용을 중단할 수밖에 없었습니다. 약물 부작용으로 인해 다른 문제가 생길 수 있어 수술도 불가능하다고 했습니다.

결국 병원에서는 1년 치 치매 약을 처방해주며 달리 방법이 없다며 퇴원하라고 했습니다.

그렇게 뇌졸중으로 치매 약을 먹던 중 다섯째를 임신했고, 그때서야 치매 약 성분에 대해 관심을 가지게 되었습니다. 그리고 치매 약의 부작용을 검색해 보다가 깜짝 놀라 당장 약을 끊었습니다. 대신 지인이 추천해 준 포도씨 추출물 영양제를 먹기로 했습니다. 치매 약이 태아에게 영향을 줄까 걱정되어 임신 초기부터 꾸준히 섭취했습니다.

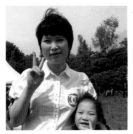 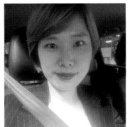

before　　　　　　　　after

　다행히 아이는 아무 이상 없이 건강하게 태어났습니다. 하지만 노산에 자연 분만으로 다섯째를 출산한 탓인지 회복이 더디고 힘들었습니다. 그래서 아이가 100일째 되던 날, 일주일 동안 영양제를 메가 요법으로 섭취했더니 놀랍게도 허리 통증이 줄어들고 부었던 다리의 붓기가 내려갔습니다.

　교통사고 후유증으로 안면 비대칭이 심해 사진 찍기를 꺼렸는데, 신기하게도 지금은 비대칭이 많이 좋아져 사진 찍는 일도 즐겁습니다. 꾸준히 섭취한 포도씨 추출물의 힘이 정말 놀랍습니다.

　2023년 12월 종합검진 결과, 뇌혈관과 심혈관 나이가 41살로 나왔고, 몸무게도 과거 70kg에서 56kg으로 줄어 건강하고 날씬하게 유지하고 있습니다.

　제가 뇌졸중 진단을 받은 뒤 태어난 다섯째 막둥이가 지금 7살입니다. 다행히도 유치원에 병원 약을 들고 간 적이 없을 만큼 건강하고 씩씩하게 자라고 있습니다. 저도 다섯째 출산 후 특별한 약물 치료 없이 정기적으로 머리 쪽 MRI 검사만 받고 있습니다.

포도씨 추출물 영양요법으로 되찾은 건강과 희망

성명 : 김진희

성별 : 여

증상 : 뇌하수체 이상(쿠싱증후군) , 다이어트

2019년 4월에 포도씨 추출물 영양 요법 프로그램을 처음 알게 되었습니다. 당시 저는 뇌하수체 이상으로 인한 '쿠싱증후군'이라는 희귀병을 앓고 있었고, 호르몬 약을 복용하던 상황이었습니다. 호르몬 약의 부작용과 희귀병의 증상으로 일상생활이 매우 힘들었고, 체력도 크게 저하된 상태였습니다. 그래서 포도씨 추출물 영양 요법에 대해 큰 관심을 가지게 되었으나, 즉시 시작하지는 못하고 정보를 찾아보며 상황을 지켜보기로 했습니다.

시간이 지나고 6개월 뒤인 2019년 10월, 저는 마침내 포도씨 추출물 영양제를 처음으로 먹기 시작했습니다. 처음에는 큰 기대 없이 시작했지만, 점차 몸에 변화가 생겼습니다. 그래서 단순히 영양제를 먹는 것에서 그치지 않고, 본격적으로 포도씨 추출물 영양 요법 프로그램을 실시하기로 결심했습니다.

영양 요법 프로그램을 시작한 후, 제 몸은 점점 가벼워지고 컨디션도 눈에 띄게 좋아졌습니다. 체중이 감소하면서 몸도 88사이즈에

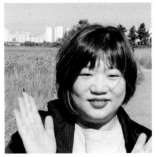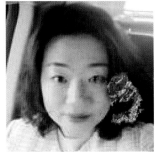

before   after

서 66사이즈로 변하였습니다. 이는 단지 외적인 변화뿐 아니라 건강 상태에도 큰 영향을 미쳤습니다. 이전에는 작은 활동조차도 힘들어했는데, 이제는 일상생활을 활기차게 할 수 있게 되었습니다.

　무엇보다도, 병원을 자주 방문할 필요가 없어졌다는 점이 가장 큰 변화였습니다. 지속적인 관리와 영양 요법 덕분에 호르몬 약을 점차 줄여나갔고, 결국에는 복용을 중단할 수 있었습니다.

　포도씨 추출물 영양 요법을 통해 저는 신체적인 건강뿐만 아니라 정신적인 안녕도 찾을 수 있었습니다. 쿠싱증후군이라는 희귀병으로 인해 암흑 같던 인생이 마치 꿈을 꾸는 것처럼 밝고 희망찬 삶으로 변화되었습니다. 매일매일의 일상이 고통스럽던 시절을 뒤로 하고, 이제는 건강한 몸으로 새로운 꿈을 꾸며 살아가고 있습니다.

　이 모든 변화가 가능했던 것은 포도씨 추출물 영양 요법 덕분입니다. 그저 단순한 영양제가 아닌, 저의 인생을 바꾼 중요한 전환점이 되었습니다. 앞으로도 이 영양 요법을 꾸준히 실천하며 건강을 유지하고, 새로운 꿈을 향해 나아가고자 합니다. 지금은 과거의 어둠에서 벗어나, 건강하고 활기찬 삶을 살아가고 있는 제 자신이 너무나 감사하고 자랑스럽습니다.

찾으면 방법이 보이더라고요

성명 : 김선정

성별 : 여

증상 : 뇌전증, 비염, 아토피

갑작스러운 진단에 충격을 받고 6개월 동안은 이 병원 저 병원을 다니면서 MRI, CT, 피검사 등을 반복했습니다. 하지만 모든 병원에서 다 발작파가 잡혔고, 결국 우리 아이가 정상 상태가 아니라는 것을 받아들여야 했습니다.

반복된 검사로 힘들어하는 아이를 보면서 병원 순회를 멈추고 처방받은 약을 먹이기 시작했습니다. 엄마로서 '뇌전증'이라는 진단을 받아들이는 것은 정말 힘든 일이었습니다. 처음 약을 먹인 뒤 잠들어 있는 아이를 보며 하염없이 눈물을 흘렸습니다.

그러나 돌도 안 된 아이에게 먹이는 약에 대해 더 알아봐야겠다는 생각이 들었습니다. 지인을 통해 제약회사 연구원을 소개받아 약의 성분을 들었는데, 놀랍게도 아이에게 처방된 약은 발작을 억제하기 위해 신경을 눌러주는 성분이었으며, 지속적으로 복용하면 뇌에 치명적인 부작용이 생길 수 있다는 것이었습니다. 약 때문에 지적 장애가 생길 수 있다는 사실에 도저히 약을 계속 먹일 수 없었습니다.

병원에 가서 담당 의사에게 따졌을 때, 의사의 냉철한 한마디가 아직도 마음에 남아 있습니다.

"어머니, 약은 동전의 양면과 같아요. 좋아지는 부분이 있으면 나빠지는 부분도 있는 겁니다."

아이를 지킬 수 있는 사람은 부모뿐이라는 생각에 다른 대안을 찾기로 결심했습니다. 뇌전증 치료로 유명하다는 한의원을 다니기도 했지만 발작이 멈추지 않아, 발작이 일어날 때마다 병원에 입원하기를 여러 번 반복했습니다.

아이가 5살이 되었을 때, 지인을 통해 포도씨 추출물의 작용에 대해 처음 들었습니다. 포도씨 추출물을 원료로 한 영양제가 건강에 좋다는 이야기를 듣고, 교보문고에서 비타민 비교 가이드 책《뉴트리셔널 서플리먼트》를 구매했습니다. 책 속에는 지금까지 아이의 건강을 위해서 먹었던 영양제들의 성적표가 나열되어 있었습니다. 그중 제일 우수한 회사에서 생산한 가장 좋은 제품을 선택해서 내 아이에게 먹이기로 했습니다. 객관적으로 검증된 자료를 기반으로 한 책이라 신뢰할 수 있었습니다.

포도씨 추출물 영양제를 한두 달 먹이자, 아이의 아토피가 눈에 띄게 좋아졌습니다. 이전에는 한의원에 가서 침을 맞고 뜸을 뜨면 2일 정도 괜찮았다가 3일째면 아토피가 다시 올라와 긁어대느라 잠을 못 자던 아이가 편안히 잠들었습니다. 6개월 동안 꾸준히 먹였더니 비염도 좋아졌고, 장도 건강해져서 하루 6~7번씩 화장실을 가던

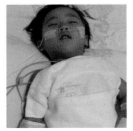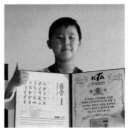

before   after

아이가 하루 1~2번씩만 갔습니다. 밥도 잘 먹기 시작했습니다.

그리고 주기적으로 발작을 일으켰는데, 영양제를 먹기 시작하면서 발작 횟수가 줄어들었습니다. 5살 3월, 처음 영양제를 먹인 이후 차츰차츰 줄더니, 7살 여름을 마지막으로 발작이 멈추었습니다. 초등학교 5학년이 된 지금까지도 발작을 하지 않고 있습니다.

초등학교에 입학한 후 정기검진을 하러 병원에 갔을 때도 발작파는 여전히 잡혔습니다. 증상이 없다고 하자 의사 선생님은 믿을 수 없다며 약을 계속 복용해야 한다고 했지만, 지금 우리 아이는 병원약 없이도 활발하게 학교 생활을 잘하고 있습니다. 발작이 멈춘 후, 아이는 운동선수가 되고 싶다는 꿈도 얘기합니다.

만약 병원에서 주는 약만 믿고 복용했다면 지금처럼 행복한 일상을 누릴 수 있었을까요? 이러한 행복을 누릴 수 있게 해준 포도씨 추출물 영양제가 너무나 소중합니다. 그리고 포도씨 추출물에 대한 정보를 준 지인에게도 큰 감사를 드립니다.

병이 물러간 자리에 찾아온 행복

성명 : 진인숙

성별 : 여

증상 : 갑상선 안병증, 안와염증

건강은 자신하는 게 아니라고 하더니⋯⋯. 5년 전부터 손발이 차고, 잘 체하고, 한여름에도 수면양말을 신고 잘 정도로 발이 시렸어요. 아침에 일어나기 힘들고, 편두통과 감기, 비염이 늘 친구였죠. 얼굴은 칙칙하고 성인 여드름이 올라왔으며, 눈 밑이 떨리곤 했지만 그냥 그런가 보다 했어요. 이는 만성 피로와 순환 장애 때문이었을 것입니다.

하지만 더 큰 문제는 눈이었습니다. 어느 날부터 눈이 붓고 튀어나오기 시작했는데, 특히 오른쪽이 심해 눈동자가 아래로 밀려 내려가 사물이 겹쳐 보였습니다. 큰 대학병원에서 검사를 받은 결과, 갑상선 안병증과 안와염증 진단을 받았습니다. 스테로이드 고용량 주사를 맞고 약을 복용했지만, 부작용으로 백혈구 수치가 급상승하고 피부건선이 생겼습니다. 상처가 빨리 아물지 않고 멍이 잘 들었으며 기억력도 떨어졌습니다. 상태가 안정되면 사시교정 수술이 가능하다고 해서 병원을 믿고 정기 관찰을 계속했습니다.

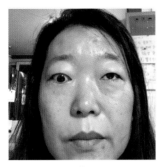
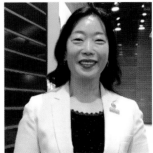

before　　　　　　　　after

　의사는 갑상선 항체 수치가 안정되고 사시각 변동이 없어야 수술이 가능하다며 영양제를 추천해 주었습니다. 그러나 추천받은 영양제를 열심히 먹어도 나아지지 않았습니다. 자존감도 떨어졌으며, 사람을 만나는 것이 싫어졌습니다.

　그러던 중, 2019년에 절친을 통해 의약품 수준으로 정제된 포도씨 추출물이 있다는 것을 알게 되었습니다. 병원에서 추천한 영양제로는 나아지지 않았던 터라 친구가 권한 포도씨 추출물 영양제로 바꿔 먹기로 했습니다.

　세포영양 해독프로그램을 시작한 첫날부터 변화가 나타났습니다. 팔과 다리에 두드러기처럼 빨갛게 올라오더니 며칠 후에는 두드러기가 사라지고 각질이 떨어졌습니다. 붓기가 빠지고, 아침에 눈이 잘 떠지며, 옷 사이즈가 77에서 66으로 줄었습니다. 그리고 포도씨 추출물 영양제를 먹고 난 1년 뒤, 갑상선 항체 수치가 안정되고 사시각도 변화가 없어 수술 일정을 잡을 수 있었습니다.

2021년 8월, 드디어 수술을 했습니다. 원래는 3차에 걸쳐 수술할 예정이었으나, 1차 만으로도 좋은 결과를 얻어 더 이상의 수술은 필요 없다는 판정을 받았습니다. 포도씨 추출물 영양제를 먹으면서 순환 장애가 개선되어 손, 발, 배가 따뜻해지고, 만성 피로가 사라졌습니다. 살도 빠지고 편두통도 없어졌습니다.

그렇게 일상이 회복되었습니다. 이제는 책도 영화도 볼 수 있고, 화장도 예쁘게 할 수 있으며, 걷는 것도 불편하지 않습니다. 차 안에서도 눈을 뜨고 창밖을 마음껏 볼 수 있게 되었습니다. 평범한 일상을 살 수 있다는 것이 얼마나 행복한지, 매일 감사한 마음으로 지내고 있습니다.

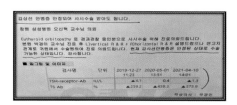

의사 소견서

병원 약보다 확실한 자연의 선물

성명 : 이혜영

성별 : 여

증상 : 사구체신염

어린이집 선생님으로 일하면서 살이 조금씩 찌기 시작하더니 어느덧 몸무게가 90kg을 넘어섰고 건강 문제까지 생겼습니다. 건강검진을 하러 갔던 동네병원에서 의사 선생님이 소견서를 써주시면서 큰 병원으로 가라고 하셨습니다. 큰 병원으로 가라는 말이 왜 그렇게 두렵던지……. '암인가?' 별 생각을 다 했습니다.

걱정과 달리 암은 아니었습니다. 병원에서는 '사구체신염'이라는 진단 결과를 알려주었습니다. 소변으로 나오는 단백뇨의 염증 수치는 기준치를 훨씬 넘었고, 크레아티닌 수치도 높아서 두통이 심하다는 설명을 들었습니다. 당시 하루에 두통약을 4~5회씩 먹어야 했습니다.

의사 선생님은 염증을 잡기 위해 스테로이드 약을 처방했습니다. 약을 먹다가 나중에는 스테로이드 링거를 3병씩 주사로 맞아야 할 정도로 상태가 나빠졌습니다. 문제는 스테로이드 주사를 맞고 식욕이 폭발해 살이 급격히 찐 것입니다. 병원에서는 살을 빼라고 했지만 식욕을 통제하기 어려웠습니다. 살이 찌면서 신장 투석이나 이식 수

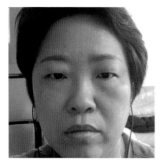
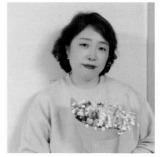

before   after

술을 해야 할 수도 있다는 경고를 받았습니다.

그렇게 1년이 지나자, 쿠싱증후군까지 겪게 되었습니다. 얼굴이 변형되고 몸이 붓는 것을 보면서 '이러다가 진짜 큰일나겠다' 싶어 독하게 다이어트를 시작했습니다. 다이어트로 23kg을 감량했으나 스테로이드 부작용은 여전했습니다.

그러던 중 쌍둥이 언니가 정제된 포도씨 추출물 영양제를 권했습니다. 신장에는 영양제를 먹으면 안 된다는 생각에 처음에는 안 먹었지만, 몇 개월 뒤에는 '뭐라도 해야겠다'는 생각이 들어 포도씨 추출물 영양제를 먹기로 결심했습니다. 그렇게 한 달 동안 세포 영양 해독을 진행했습니다.

놀랍게도 한 달 후, 병원에서 주는 고혈압약과 고지혈증약을 끊을 수 있었고, 단백뇨 약도 전면 중단할 수 있었습니다. 영양 해독을 하는 첫날에는 구토가 나올 정도로 두통이 심각했으나, 다음날 씻은 듯이 말끔해졌던 기억이 납니다. 일주일 동안 해독을 잘 마치고 영양제를 한 달 동안 먹은 뒤 대학병원에 가서 진료를 받았는데, 결과지를 보던 의사 선생님이 "도대체 뭘 드시고 오셨어요?" 하고 물었던 기억이 납니다.

단백뇨 수치, 크레아티닌 수치 등이 너무 좋아졌다는 말을 듣는 순간 확신할 수 있었습니다. 아. 포도씨 추출물이 나를 살리겠구나!

그래서 저는 지금껏 꾸준하게 정제된 포도씨 추출물 영양제를 챙겨먹고 있습니다. 가방에 서랍에, 집에 직장에. 혹시 잊을까 봐 목숨처럼 챙겨먹고 있으며, 선생님들과 친구들에게 얼굴이 점점 더 좋아진다는 말을 많이 듣고 있습니다.

투석을 하지 않아도 된다는 안도감은 저에게 가장 큰 선물이 되었습니다.

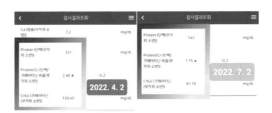

검사 결과

심장 수술 후 다시 찾은 건강과 자신감

성명 : 임금숙

성별 : 여

증상 : 심장판막 폐쇄 부전증

언제부턴가 가슴이 답답하고, 두근거리고, 기운이 없고, 숨이 차서 병원에 갔더니 심장판막 폐쇄 부전증이라는 진단을 받았어요. 그때 교수님 말씀이, "옛날에는 엄마들이 횟병으로 많이 돌아가셨는데 그게 이 병"이라고 하시더라고요. 요즘은 인공판막 수술을 하면 되지만, 아무리 의학 기술이 발달해도 자기 심장이 가장 좋으니 최대한 버티다 5년 후에 수술하자고 하셨어요.

그렇게 5년은 버틸 수 있을 줄 알았는데, 그 와중에 신랑의 사업이 부도가 나면서 스트레스를 받아 몸이 붓고 아프기 시작했습니다. 특히 오른쪽 다리가 심하게 부어 걷기도 힘들었어요. 병원에서는 심장이 너무 붓고 느려져서 당장 수술을 해야 한다고 했죠. 늦으면 수술을 할 수도 없고 수술을 해도 심장이 기능을 못할 거라고 했어요.

결국 저는 하루에 4가지 심장 수술을 받았어요. 늘어난 심장을 접어 핀으로 고정하는 수술을 했고, 판막을 인공판막으로 교체하는 수술도 했죠. 긴장하면 심장이 너무 빨리 뛰면서 신경이 예민해졌기

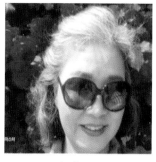 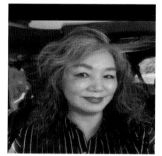

before   after

때문에 뇌에서 심장으로 가는 신경을 차단하는 수술도 했어요.

2019년 7월 5일, 수술 후의 몸은 이전과 같지 않았죠. 운동하느라 아파트를 한 바퀴 돌고 나면 회복될 때까지 누워있어야 했어요. 그곳이 침대든 소파든 바닥이든. 체력이 바닥으로 떨어져서 말할 기운도 없었어요.

2022년 4월, 동생이 군대에서 먹은 포도씨 추출물 영양제가 있는데, 그걸 먹고 나서 이명과 피부염이 좋아졌다면서 제게도 먹어보라고 추천했어요. 저는 못미더운 마음에 의사에게 영양제를 보여주면서 먹어도 되느냐고 물어봤죠. 그러자 의사는 두 가지 성분만 조심하면 나머지는 괜찮다고 했어요. 그래서 영양제를 먹기 시작했죠.

영양제를 먹기 시작하고 한 달 반쯤 지났을 때, 지인과 통화 중에 내가 지치지 않는다는 걸 느꼈어요. 예전에는 전화 통화를 하면 "왜 그렇게 기운이 없어?" 하는 말을 자주 들었는데, 그 이후에는 오래 통화해도 지치지 않았어요. 주변 지인들도 제가 좋아지고 있다고 말했고요. 저의 변화를 저보다 주변 지인들이 더 빨리 알아봤던 것 같아요.

잘 정제된 포도씨 추출물 영양체를 먹기 시작하고 6개월 정도 지났을 때 "얼굴이 야물어졌네"라는 말을 들을 수 있었고, 1년 뒤에 만난 친구와 지인들은 "왜 이렇게 멋있어졌어?" 하고 물었어요. 허리에 힘이 있어지고 자세가 똑바로 서나 그랬던 것 같아요.

지금은 아주 정상적인 생활을 하고 있어요. 10년 전부터 이유 없이 센 머리카락이 점차 검어지고 있고, 계단도 안 쉬고 한 번에 오르고, 병원 약도 5~6가지씩 먹다가 지금은 와파린 한 가지만 먹고 있어요.

예전에는 아픈 것만 생각이 났는데, 지금은 건강해져서 그런지 자신감이 생기고 당당해져서 4~5년 전보다 더 젊은 모습으로 살고 있어요.

항산화 성분으로 되찾은 혈관 건강

성명 : 김동연

성별 : 남

증상 : 변이성 급성협심증

평소 혈압약을 복용하고 있었습니다.

2022년 3월, 아파트 내 골프연습장에서 운동을 하던 중 갑자기 심장이 답답해져 운동을 중단하고 집으로 돌아와 쉬었습니다. 그러나 혈압이 급격히 올라가 장기가 꼬이는 듯한 느낌이 들었습니다. 응급 상황임을 인지하고 119에 연락해 병원으로 갔습니다.

구리한양대병원 응급실에 도착해 혈압을 측정해보니 수축기혈압이 258이 나왔습니다. 1박 2일 동안 입원해 검사한 결과, 다행히 혈관이 막히지는 않아 스텐트 시술은 필요하지 않다고 했습니다. 대신 응급 상황 시 사용할 수 있도록 심장이 조여올 때 혀에 뿌리는 스프레이 약을 처방받았습니다. 이 약은 등산하거나 술을 마실 때 몇 번 사용했습니다.

그러다가 지인의 도움으로 영양 요법, 특히 포도씨 추출물 프로그램을 시작했습니다. 꾸준히 섭취하면서 몸이 조금씩 건강해지는 느낌이 들어서, 과학적인 증명을 받고자 2022년 7월 종합검진을 했습니다.

놀랍게도 신체 측정 결과와 혈압에서 좋은 결과를 보였습니다. 특히 혈액 관련 검사에서 고지혈증 항목(총콜레스테롤, 중성지방, LDL저밀도 콜레스테롤) 수치가 거의 반으로 줄어들었습니다.

이후 폴리페놀이 풍부한 항산화 영양제와 정제된 포도씨 추출물을 꾸준히 섭취하고 있으며, 건강이 확연히 좋아지고 있음을 경험하고 있습니다.

'아픈 곳 없다'고 대답할 수 있어서 행복합니다

성명 : 박계순

성별 : 여

증상 : 심장, 콜레스테롤

2023년 2월에 보험 가입을 위해 피검사와 심전도 검사를 했는데, 혈압이 높고 심장 크기가 커져서 상태가 좋지 않았습니다. 고혈압에 콜레스테롤 수치도 높았습니다. 숨을 들이쉴 때 힘들었습니다. 의사 선생님께서는 몸에 영양이 부족하다고 말씀하셨습니다.

결국 건강검진 결과 때문에 보험료가 너무 비싸져 보험을 들 수 없었습니다. 보험도 들 수 없는 몸 상태라는 생각에 뭔가를 해야겠다고 결심했습니다.

그때 딸이 정제된 포도씨 추출물과 함께 혈관 청소 프로그램을 신청해주어 진행하게 되었습니다. 진행 중 약간의 두통과 위통이 있었고 입안이 쓰기도 했습니다. 뒤통수가 저리고 손목도 가끔 저렸습니다. 그럼에도 불구하고 꾸준히 세포 영양 요법을 실천하면서 몸이 좋아지고 있다는 것을 느꼈습니다.

2023년 6월, 피검사 결과 내과 건강 수치들(총빌리루빈, 단백질, 알부민 등)이 정상적으로 나오기 시작했습니다. 그리고 2023년 8월 8일 건

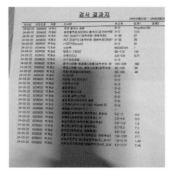

검사 결과지

강검진에서는 콜레스테롤 수치들이 모두 정상적으로 나오고 심장 크기도 좋아졌습니다. 2024년 3월에도 건강 검사를 받았는데 결과가 모두 좋게 나왔습니다.

무엇보다 눈에 띄는 변화는 체중이 많이 줄었다는 것입니다. 몸이 훨씬 가벼워졌습니다. 들숨을 쉴 때 힘들고 답답했는데, 이제는 그 답답함이 사라졌습니다.

딸이 전화해서 "엄마, 어디 아픈 데 없어?"라고 물었을 때, "아픈 곳 없다"고 대답할 수 있어서 요즘은 더 행복합니다.

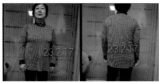

before

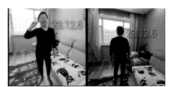

after

만성퇴행성 질환

만성퇴행성 질환은 시간이 지남에 따라 점진적으로 악화되는 질환을 말한다. 대표적으로 관절염, 알츠하이머병, 파킨슨병, 만성 폐쇄성폐 질환(COPD), 당뇨병 등이 있다. 이러한 질환은 노화와 관련이 깊으며, 생활 습관과 환경 요인도 큰 영향을 미친다. 만성퇴행성 질환은 완치가 어렵기 때문에 예방과 관리가 매우 중요하다.

1. 관절염

관절염은 관절의 염증으로 인해 통증과 경직이 발생하는 질환이다. 가장 흔한 형태는 골관절염과 류마티스 관질염인데, 골관절염은 관절의 연골이 닳아 없어지면서 발생하고 류마티스 관절염은 면역 체계의 이상으로 발생하는 자가면역 질환이다.

2. 알츠하이머병

알츠하이머병은 대표적인 퇴행성 질환으로, 기억력과 인지 기능이 저하되는 치매의 주요 원인이다. 뇌 세포의 손상과 사멸로 인해 발생하며, 초기에는 단기 기억 상실이 나타나지만 시간이 지나면서 일상생활이 어려워진다.

3. 파킨슨병

파킨슨병은 중추신경계의 퇴행성 질환으로 떨림, 근육 강직, 운동 느림 등의 증상을 보인다. 파킨슨병의 원인은 명확하지 않지만, 유전적 요인과 환경적 요인이 복합적으로 작용한다고 알려져 있다.

4. 만성폐쇄성폐 질환(COPD)

COPD는 폐 기능이 점진적으로 악화되는 질환으로 호흡 곤란, 기침, 가래 등의 증상이 나타나며, 병이 진행될수록 일상생활에 큰 지장을 준다.

5. 당뇨병

당뇨병은 혈당 조절에 이상이 생겨 고혈당 상태가 지속되는 질환이다. 제1형 당뇨병은 면역 체계가 췌장의 인슐린 생성 세포를 공격하여 발생하며, 제2형 당뇨병은 인슐린 저항성과 관련이 있다.

모든 질병은 염증에서 시작된다

성명 : 박숙경

성별 : 여

증상 : 허리디스크, 협착

두 아이를 출산하고 양육하면서 체중이 늘었지만, 큰 문제는 없었다.

어느 날 오른쪽 다리에 저린 증상이 생겼지만 시간이 지나면 나아질 거라 생각했다. 하지만 낫기는커녕 저림과 함께 통증이 생겼다. 병원에서는 허리 디스크 때문이라고 진단했다. 허리 디스크 협착이면 허리에 통증이 있을 거라 생각했지만, 생각과 달리, 다리에 더 심한 통증이 있었다.

약을 처방받고 꾸준히 물리치료를 받았으나 나아지지 않았다. 한의원을 찾아가 이것저것 치료를 받아봐도 통증 개선에 도움이 되지 않았다.

'이렇게 통증을 계속 느끼면서 살아야 하나? 왜 치료가 안 될까?'

고민하며 MRI 검사를 했다. 결과는 4번과 5번 허리 디스크가 협착된 것이 원인이었다. 통증을 없애는 주사를 맞았지만, 통증은 주사 맞을 때만 며칠 사라졌다가 다시 찾아왔다.

'가까운 마트도 걸어서 못 가는 신세…… 다리를 끌고 다니는 내

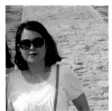
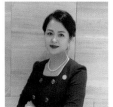

before   after

신세라니…….'

그러다 친한 동생이 통증에 효과가 좋은 포도씨 추출물 영양제를 소개해줬다. 그동안 허리에 도움이 되는 것을 찾아 인터넷을 검색해봤는데, 마침 내가 검색한 바로 그 영양제를 동생이 추천해주었던 것이다. 그래서 망설임 없이 구입해서 먹기 시작했다.

인터넷에서 "모든 질병은 염증에서 시작된다"라는 글귀를 보고, 염증 관리가 중요하다는 것을 깨달았다. 그래서 포도씨 추출물 영양제에 항염 효과가 있는 것을 알고 영양제를 정량보다 초과해서 먹었다.

정확히 언제 좋아졌는지는 모르겠지만, 약 3개월 정도 꾸준히 먹었을 때 통증이 거의 사라지고 일상생활이 편해졌다. 물리치료, 한의원 치료, 주사 요법도 통증을 해결해주지 못했는데, 정제된 포도씨 추출물이 통증을 해결해준 것이다.

이제는 높은 굽이 있는 신발을 신어도 걷기가 힘들지 않다. 염증이 제거되고 몸이 건강해지니 자연스럽게 체중도 빠져 몸이 가벼워졌다.

내 몸이 아파봐야 건강을 제대로 챙긴다는 것을 다시 한 번 깨달으며, 건강이 얼마나 중요한지 깊이 느꼈다.

인슐린 주사로부터 해방

성명 : 정정애

성별 : 여

증상 : 당뇨, 질염, 대상포진

저는 45세부터 당뇨 약을 먹기 시작했습니다.

50대에 접어들면서 당뇨 쇼크가 와서 병원에 갔는데, 혈당이 400~500으로 치솟아 있었습니다. 당 조절이 되지 않아 갑상선 낭종과 신우신염으로 고생했고, 결국 인슐린 주사를 맞기 시작했습니다.

5년 이상 인슐린 주사를 맞다 보니 질염이 심해지고, 대상포진도 자주 생겨 말할 수 없는 고통을 겪었습니다. 발가락 감각이 점점 없어지고 발톱도 변형되었으며, 눈이 건조해 눈물 연고 없이는 통증 때문에 눈을 뜰 수가 없었습니다. 10년 넘게 당뇨 약을 복용하니 약은 늘어가고, 아침저녁으로 인슐린 주사를 맞아도 고지혈증과 고혈압으로 몸이 만신창이가 되어 피로와 무기력감이 심해졌습니다.

당뇨가 점점 심해져 두려운 마음이 있었지만 그렇다고 해서 일을 그만둘 수는 없었습니다. 힘든 몸과 마음을 안고 정수기 관리 일을 하던 어느 날, 한 고객 집을 방문했는데 평소와 달리 고객의 얼굴빛이 좋아 보이고 활력이 넘쳤습니다.

왜 그렇게 건강해 보이는지 물었더니, 최근 지인의 도움으로 몸에 있는 염증을 제거하고 영양을 채운 덕분이라고 했습니다. 정말일까 싶어 그 지인을 소개해달라고 부탁했습니다.

건강에 염려가 많았던 나는 당장 그분을 만나 영양 해독 프로그램을 설명 듣고 영양 요법을 두 달 연속 실행했습니다. 두 달 동안 원리대로 진행했습니다. 건강해질 수 있다고 생각하니 힘들지 않았고, 일주일 정도 지나자 컨디션이 나아지는 것이 느껴졌습니다. 그 덕에 몸무게가 12kg 정도 빠지면서 혈당이 조절이 되었습니다. 1년 정도 지나서는 인슐린 주사를 맞지 않고 병원에서 처방해주는 가장 약한 약만 먹고 있습니다. 혈당도 정상으로 돌아왔습니다.

이 요법을 시작하기 전에는 하루가 멀다 하고 병원을 들락날락했는데, 지금은 정기 검진만 받으면 될 정도로 건강이 좋아졌습니다. 질염이나 대상포진도 더 이상 생기지 않고, 눈 통증도 사라졌습니다. 변형되었던 발톱도 정상으로 돌아왔고, 갈라졌던 발바닥 건조증도 사라졌습니다. 저에게 이런 놀라운 기적을 가져다준 정제된 포도씨 추출물 영양제를 너무나 사랑합니다.

6개월만에 일상으로의 회복

성명 : 안남술

성별 : 여

증상 : 어깨 염증, 알츠하이머

2023년 11월 중순, 새벽에 걸려온 어머니의 전화번호를 보는 순간 가슴이 철렁했습니다. 얼른 전화를 받았지만, 건너편에서는 말소리 대신 외마디 비명만 들렸습니다. 저는 곧바로 인천 119에 전화를 걸어 어머니의 주소를 알린 뒤, 숨도 못 쉬고 서울에서 인천까지 달려갔습니다.

어머니는 종합병원 응급실로 이송되어 긴급 치료를 받았습니다. 병명은 '좌측 어깨의 염증성 통증'이었는데, 염증 수치가 기준보다 10배 이상 높은 상태였습니다. 어머니는 스스로 일어설 수도, 서서 걷지도 못 하셨습니다. 결국 어머니는 입원해서 치료를 받으셔야 했습니다. 12일 뒤 염증 수치가 정상으로 회복되어 퇴원할 수 있었지만, 일상생활을 할 수 없는 상태였기에 곁에서 시중을 들어야 했습니다.

이후에도 통원 치료를 받으셨지만, 상태는 호전되지 않았습니다. 가족들은 어머니를 요양원에 모셔야 할지도 모른다는 생각을 하며 마음의 준비를 하였습니다. 요양원에 모시려면 필요한 서류가 있어서 인지 검사를 했는데, 이때 어머니는 알츠하이머에 CDR(치매 중증도검사) 2 판정을 받았습니다. 그리고 어머니는 여전히 두통과 어깨 통증을 호소하셨습니다.

이때 문득 포도씨 추출물이 떠올랐습니다. 포도씨 추출물이 혈관 건강과 혈액 건강에 효과가 있다는 것을 알고 있었기 때문입니다. 어머니께 포도씨 추출물 영양제로 10일 동안 해독을 하시도록 했습니다.

6개월이 지난 지금, 어머니께서는 혼자 일어나기, 옷 입기, 걷기, 스스로 씻기, 밥하기, 청소, 과일 깎기 등 모든 일상이 가능한 상태로 회복되었습니다. 어머니의 건강이 눈에 띄게 좋아졌고, 가족들도 큰 안도감을 느꼈습니다. 요양원에 모셔야 할지도 모른다는 걱정은 사라졌습니다. 어머니의 건강이 이렇게 회복될 수 있었던 것은 포도씨 추출물 덕분이라고 생각합니다.

이번 경험을 통해 포도씨 추출물의 개선 효과를 더욱 확신하게 되었습니다. 어머니가 건강을 되찾으시면서 저희 가족도 큰 안도감을 느꼈고, 어머니가 다시 일상생활을 하실 수 있게 되어 정말 다행이라고 생각합니다.

세월이 흐를수록
골밀도가 조금씩 더 좋아지는 비밀

성명 : 김현숙

성별 : 여

증상 : 골감소증

2016년 54세 때 골밀도 검사를 받았습니다. 검사 결과는 −2.3으로 골감소증이 심각한 상태였습니다. 그 당시, 뼈가 약해지는 것을 느끼며 건강에 대한 걱정이 커졌습니다. 뼈 건강을 유지하기 위해 여러 가지 노력을 기울였지만 뚜렷하게 개선되지 않았습니다.

하지만 2020년, 58세가 되었을 때 다시 골밀도 검사를 받았더니 결과가 −2.2로 나타났습니다. 여전히 골감소증 상태였지만, 수치가 약간 개선된 것을 보고 희망을 가지게 되었습니다.

그리고 2023년, 61세 때의 골밀도 검사는 더욱 놀라운 결과를 보여주었습니다. 골밀도가 −2.0으로 또 조금 개선된 것입니다. 나이가 들어가면서 보통은 골밀도가 더 나빠지기 마련인데, 저는 점차 좋아지고 있었습니다.

이 놀라운 변화의 배경에는 포도씨 추출물 영양제가 있었습니다. 저는 꾸준히 이 영양제를 섭취해왔습니다. 처음에는 큰 기대 없이 시작했지만, 시간이 지나면서 점차 효과를 실감하게 되었습니다. 포도

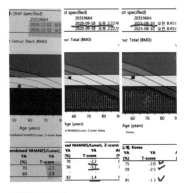

골밀도 검사지

씨 추출물이 뼈 건강에 좋은 영향을 준다는 것을 직접 경험하며 그 중요성을 깨닫게 되었습니다.

일반적으로 골감소증이 진행되면 아무리 영양제를 잘 챙겨먹어도 회복하기 어렵고, 그 상태를 유지하는 것만으로도 큰 성과로 여겨집니다. 그러나 저는 포도씨 추출물 영양제를 꾸준히 섭취하면서 실제로 골밀도가 회복되는 것을 경험했습니다. 이는 단순히 뼈 건강을 유지하는 것을 넘어, 뼈가 점점 강해지고 젊어지고 있다는 증거였습니다.

포도씨 추출물은 저에게 단순한 영양제를 넘어 삶의 질을 향상시키는 중요한 요소가 되었습니다. 이 영양제를 섭취하면서 뼈 건강뿐만 아니라 전반적인 신체 건강에도 긍정적인 변화를 느끼고 있습니다. 꾸준한 섭취가 얼마나 중요한지를 몸소 체험하며, 건강 관리의 중요성을 되새기고 있습니다.

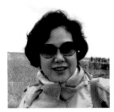
before

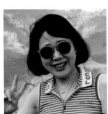
after

내 몸을 돌보는 것이
얼마나 중요한지 깨달았어요

성명 : 김지은

성별 : 여

증상 : 갱년기로 인한 대사저하 증세

저는 성인과 아이들을 대상으로 개인 과외로 영어를 가르치고 있습니다. 최근 몇 년 간 학원 현장에서의 강의보다는 온라인으로 수업을 진행하는 경우가 많아졌습니다. 저 역시 시대의 변화에 따라 온라인 줌을 통해 앉아서 수업하는 시간이 늘어났습니다.

열정적으로 가르치다 보니 앉아서 보내는 시간이 많았고, 화장실을 가거나 식사를 제때 챙기는 등 나를 돌보는 일에는 소홀했던 것 같습니다.

언젠가부터 생리가 불규칙해지더니, 생리 전후로 두통, 소화 불량, 허리 통증 등의 증상이 나타나기 시작했습니다. 일을 하면서 이러한 통증을 참아내는 것이 쉽지 않았습니다.

처음에는 이것이 갱년기 증후군의 시작인 줄 몰랐습니다. 시간이 지나면서 몸이 점점 더 힘들어지고, 체중이 증가하며 얼굴이 푸석해졌습니다. 결국 병원을 찾았고, 의사로부터 폐경기 증후군이라는 진단을 받았습니다.

그 와중에 포도씨 추출물 영양제를 알게 되었습니다. 여성 호르몬 감소로 인해 호르몬 치료를 앞두고 있었는데, 혈액 순환과 체중 감소 등의 목적으로 포도씨 추출물을 섭취하게 되었습니다. 그리고 더 잦아지고 심해지는 폐경기 증후군 증상을 개선하고 싶어서 정제된 포도씨 추출물을 포함한 영양제로 세포 영양 해독을 시작했습니다.

누군가는 사소하게 여길지 모르겠지만, 저에게는 그 결과가 매우 놀라웠습니다. 태어나서 처음 보는 황금변을 보았고, 4일째에는 생리가 터져 산부인과 주사를 맞지 않아도 되었습니다. 해독 후 6개월 동안 생리가 계속되었는데 그 때문인지 폐경기 증후군이 확실히 좋아졌습니다. 체중도 줄고 얼굴 혈색도 좋아져 크게 만족했습니다.

이후 서서히 생리가 끊어졌지만 지금은 갱년기 증후군이 심하지 않고, 체중은 여전히 정상을 유지하고 있으며, 피부도 좋아졌습니다. 이 경험을 통해 내 몸을 돌보는 것이 얼마나 중요한지 깨달았습니다. 건강을 챙기는 습관을 생활화하면서 앞으로도 슬기롭게 폐경기를 헤쳐 나갈 것입니다.

파킨슨병 환자로 살아온 지난 20년

성명 : 장연희

성별 : 여

증상 : 파킨슨(친정어머니)

엄마가 파킨슨병 진단을 받은 것은 2003년이었습니다. 당시 엄마는 직장 생활을 하고 계셨는데, 운전 중에 좌회전을 했는데도 차가 직진해서 나무를 들이받는 사고가 발생했어요. 그때서야 뭔가 신경학적으로 문제가 있음을 깨달으셨죠.

대학병원 응급실에 가서 뇌파 검사부터 MRI까지 다양한 검사를 받았고, 결국 '파킨슨병'이라는 진단을 받았습니다. 병원에서 받은 작은 안내책자를 펼쳐보니, 첫 페이지에는 서 있던 사람이 다음 페이지에서는 누워 있는 그림이 있더군요. 점점 보행이 어려워진다는 설명과 함께요. 당장 생명을 위협하는 병은 아니지만, 퇴행성 질환으로 평생 낫지 않는다는 사실을 받아들이기까지 엄마도 저도 참 힘들었습니다.

그렇게 엄마와 저의 고군분투가 시작되었습니다. 파킨슨병은 퇴행성 질환이라 진행을 막기 위해 많은 약을 복용해야 했는데, 그 부작용으로 변비, 불면증 등 여러 불편한 증상과 골다공증이 왔습니다.

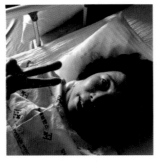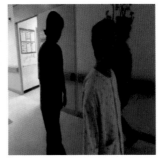

before   after

꾸준히 칼슘 약을 드셨지만 효과가 없었는지, 골다공증 수치가 계속 떨어져 척추가 내려앉기까지 했어요.

엄마 나이 55세에 완전히 허리가 굽어버리자, 할 수 없이 척추를 펴서 고정하는 '척추 고정술'을 받기로 했습니다. 그런데 약을 계속 복용하셨기 때문에 몸 상태가 좋지 않았고 여러 조건이 맞지 않아, 수술 도중 위험한 상황에 이르렀습니다. 의사는 수술 도중 돌아가실 상황이라 판단하고 수술을 중단했어요. 허리보다 생명이 더 중요하니까요.

수술실에서 나온 엄마는 일주일 동안 마취가 깨지 않다가 간신히 눈을 떴지만, 그때부터 섬망이 시작됐습니다. 병원에서는 더 이상 정형외과적으로 해줄 수 있는 것이 없다며 퇴원을 권했고, 엄마는 침대에 누운 채로 퇴원하셨습니다. 그 상태로 정신이 오락가락하다가 3개월이 지나서야 정신이 돌아왔지만, 여전히 일어나지 못해 누워서 대소변을 받아내야 하는 처지였습니다.

그러다가 정제된 포도씨 추출물에 대해 알게 되었습니다.

당시 저는 암센터 내 신장실에서 간호사로 근무하고 있었습니다. 암 환자였던 교회 집사님이 포도씨 추출물을 먹고 좋아졌다며, 간호사니까 한 번 알아보라고 하셨어요. 그래서 찾아보게 되었죠. 그리고 마지막이라는 심정으로 엄마에게 정제된 포도씨 추출물 영양제를 드시게 했습니다.

엄마는 영양제를 먹고 나서부터 기운이 나는 것 같다며, 좀 더 먹어보겠다고 하셨어요. 일어나 걷고 싶은 간절한 마음이셨겠죠. 그렇게 영양제 용량을 두 배 이상으로 늘려 꾸준히 드셨습니다.

처음에는 일어나지도 못하셨던 엄마가 점점 호전되어 부축을 받아 걸을 수 있게 되고, 혼자서 앉을 수 있게 되고, 설 수 있게 되고, 문밖으로 나갈 수 있게 되었어요. 워커를 잡고 거실을 걸을 수도 있었죠.

그렇게 1년이 지난 후, 다시 병원을 방문해 척추 재건 수술을 받았습니다. 보통 사람들은 수술 후 2주 뒤에 퇴원하지만, 엄마는 5일 만에 손으로 V자를 그리며 퇴원하셨습니다. 파킨슨병으로 진단받은 지 20여 년이 지난 지금도 엄마는 꾸준히 정제된 포도씨 추출물 영양제를 드시며 건강을 유지하고 계십니다.

고통 끝에서 만난 건강한 삶

성명 : 손예은

성별 : 여

증상 : 다발성 섬유근통

제가 30대 중반 시절, 그러니까 벌써 20년 전입니다. 친정어머니께서 뇌출혈로 쓰러지셔서 제가 간병을 하던 도중 허리를 다치고 말았습니다. 그러다 협착증까지 오면서 늘 허리 통증에 시달리게 되었습니다. 당시 직업이 보육교사였기에 아이들과 함께 몸을 움직여야 할 일이 많았는데, 그때마다 통증이 심해서 이를 악물고 견뎌야 했습니다.

엄마의 뇌출혈이 치매로 이어지고 계속 병간호를 해야 하는 상황에서 남편과 이혼을 했습니다. 그리고 빚까지 생겨 두 배 세 배 힘들었습니다. 그러던 중 2019년부터 직장을 옮기면서 직장에서 받는 스트레스와 엄마의 병간호로 제 몸 상태는 최악으로 치닫고 있었습니다.

허리 협착증으로 인한 통증이 목, 골반, 무릎으로 번져 일주일에 한두 번은 링거를 맞아야 했는데, 여러 통증 치료를 받아도 소용이 없었습니다. 류머티즘, 관절염 등 여러 가지 검사를 해봤지만 뚜렷한 진단은 나오지 않았습니다. 여러 가지 노력에도 불구하고, 2020년 3월 결국 퇴사를 했습니다.

코로나가 퍼지던 시기에 한양대 교수님을 통해 입원하여 머리부터 발끝까지 검사와 치료를 받았습니다. MRI 촬영, 강직성 척추염 검사, 피검사, 류마티스 검사 등 해볼 수 있는 모든 검사를 해봤지만, 역시나 명확한 진단을 내릴 수 없었습니다. 마지막으로 의사 선생님이 내린 결론은 '다발성 섬유근통'이라는 진단이었습니다.

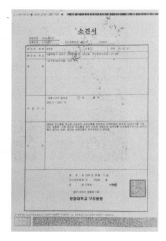

소견서

진단 이후 강력한 체외충격파, 전기치료, 물리치료, 주사치료, 약물치료를 받기 시작했습니다. 그러나 치료를 받을 때만 잠시 통증이 가라앉았다가 금세 다시 시작되었습니다. 약을 먹고 치료를 받으며 언제 나을지 모르는 통증을 견디는 것 외에는 할 수 있는 일이 없었습니다. 어떻게 살아야 하나 막막했고, 죽는 게 나을 수도 있겠다는 생각도 했습니다.

하지만 마음을 고쳐먹고 걷기, 필라테스 등 몸을 되살리기 위해 노력하던 중 '정제된 포도씨 추출물 영양제'가 통증에 도움이 될 수 있다는 이야기를 접하게 되었습니다. 그리고 큰 기대 없이 영양제를 먹기 시작했습니다. 영양제를 먹고 일주일 정도 지나자, 통증 때문에 잠을 잘 못 자던 제가 아침까지 푹 자는 경험을 하게 되었습니다.

그런데 한 달 정도 지날 무렵에 손목이 골절되는 사고가 났습니

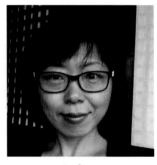 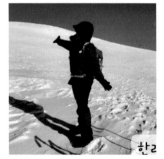

before   after

다. 철심을 박는 수술을 해야 했는데, 전처럼 다시 통증이 심해질까 봐 걱정이 되었습니다. 그래서 영양제 양을 늘려 더 많이씩 먹었습니다. 놀랍게도, 손목이 빨리 회복되었고, 다른 부위로 통증이 옮겨지지도 않았습니다. 그리고 영양제를 섭취한 지 6개월쯤 되었을 때는 여기저기 아프던 것이 모두 사라졌습니다.

몸이 변화되어 이제는 통증 없는 생활을 하고, 마침내 다발성 섬유근통 '완치'라는 소견을 받았습니다. 아프던 몸 때문에 삶의 질이 바닥이었는데, 의약품 수준으로 정제된 포도씨 추출물 영양제를 만나 건강한 삶으로 바뀌었습니다. 제품을 섭취한 지 1년 5개월이 지난 지금은 건강하게 생활하고 있습니다.

세포 영양제로 채운 삶의 활력

성명 : 최은희

성별 : 여

증상 : 질 건조증

30대 후반에 저는 이화여대병원에서 조기 폐경 판정을 받았습니다. 남들은 50대에 겪는 폐경이 30대에 찾아오다니, 적지 않은 충격을 받았죠. 하지만 어쩔 수 없었습니다. 단순히 "아, 이제 매달 생리 안 해서 편하네"라는 철없는 생각도 했습니다. 병원에서는 호르몬 치료를 권했지만, 저는 양약보다는 자연치료를 선호해 한의원을 찾았습니다.

처음에는 대전대학교 천안한방병원에서 침도 맞고 뜸도 뜨고 좌욕도 하면서 치료를 받았습니다. 하지만 두 달 가까이 치료를 받아도 별다른 효과가 없었습니다. 답답한 마음에 담당 선생님께 "본인이시라면 더 치료받으실 건가요?"라고 물었습니다. 의사 선생님은 잠시 멈칫하시니 "가족이라면 그냥 호르몬제를 드시라고 할 것 같아요"라고 솔직히 말씀해 주셨습니다.

그 후로 저는 호르몬제를 복용하기 시작했습니다. 담당 선생님은 하루에 한 알씩 아무 때나 복용할 수 있는 약을 처방해주며, 일상생활에 지장이 없고 오히려 더 활기차게 지낼 수 있을 것이라고 설명해 주셨습니다.

그때는 심각성을 제대로 인지하지 못했습니다. 누구도 제대로 알려주지 않았고, 의사의 말을 그대로 믿었기 때문에 저도 깊이 고민하지 않았습니다. 그때부터 산부인과에서 피검사, 갑상선 검사, 유방 초음파 등 다양한 검사를 정기적으로 받았습니다.

40대 초반까지는 호르몬제 처방이 그런대로 효과를 보는 것 같았습니다. 그런데 어느 날인가 소변을 볼 때 불편함이 있어 병원에 갔더니 염증이 생겼다고 하며 약을 처방해주었습니다. 약을 먹으면 나았다가 다시 염증이 생기기를 반복했습니다. 이게 과연 나아지는 건가 싶더군요.

그러다 40대 후반이 되자 뱃살이 나오고 점점 살이 붙기 시작하더니, 어느 순간 아랫도리가 쓰리고 아파 견딜 수가 없었습니다. 병원에서는 질 건조증 때문이라며 좌약을 처방해주었고, 잘 때 넣으라고 했습니다. 처음에는 아플 테지만 계속 넣다보면 아픈 수위가 낮아질 거라고 했죠.

그 말을 믿고 좌약을 질 속에 넣으려 했는데 너무 건조해서 약이 잘 들어가지 않았습니다. 겨우 넣었을 때도 따갑고 아파서 참을 수가 없었습니다. 어떻게 이런 약을 처방해줄 수 있나 싶을 정도로 고통스러웠습니다. 넣고 나면 아침에 액이 쏟아져 나와 잠시 편안해지기도 했지만, 계속 사용하다 보니 내성이 생긴 것인지 더 이상 효과

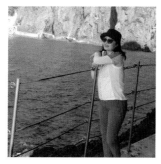
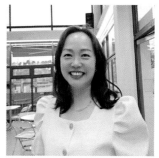

before   after

가 없고 고통스럽기만 했습니다.

그러던 중 면역력이 떨어지고 2023년에 아버지가 돌아가시는 큰일을 겪으면서 여러 가지 스트레스로 인해 몸 상태가 더 악화되었습니다. 그때 형님으로부터 세포 영양을 채워주는 영양제가 있다는 이야기를 듣게 되었습니다. 그래서 그해 12월부터 포도씨 추출물 영양제를 섭취하기 시작했습니다.

정제된 포도씨 추출물로 만든 비타민을 포함한 다양한 영양제를 섭취하며 해독을 시작했습니다. 해독 이후에도 모든 영양제를 2배 이상의 용량으로 꾸준히 섭취했습니다. 특히 대두 이소플라본과 정제된 포도씨 추출물은 절대 빼놓지 않았고, 복합비타민 C, 코엔자임 Q10, 종합영양제를 집중적으로 6개월간 섭취했습니다. 그러자 우유빛깔처럼 하얗던 염증이 사라지고, 바지만 입으면 쓰라리던 질 건조증도 말끔히 사라졌습니다. 저는 세포에 영양을 채워주는 영양제를 만나 삶의 활력을 되찾았습니다.

무릎 뼈 사이에 생긴 신기한 변화

성명 : 김명숙

성별 : 여

증상 : 구안와사와 퇴행성관절염

스트레스로 인해 얼굴 한쪽이 마비되면서 심하게 비대칭인 상태로 정상적인 생활이 어려웠다. 신경외과 치료와 한방 치료를 받았지만 쉽게 호전되지 않아 고민하던 중, 지인의 소개로 세포영양 해독 프로그램을 알게 되어 반신반의하며 제품 섭취를 하기 시작했다.

해독 후 꾸준히 영양제를 섭취하면서 1개월, 3개월, 6개월이 지나자 비대칭이던 얼굴이 점차 균형을 찾아갔다. 그리고 지금은 자세히 살펴봐야 약간의 불편한 모습이 보일 정도로 회복되었다. 현재까지도 구안와사 문제로 병원에 가지 않고 있다.

평소 무릎 통증으로 고생하다가 통증이 심해져 병원에서 검사를 받았더니, 연골이 거의 보이지 않아 무릎뼈와 뼈 사이가 맞닿을 정도로 심각한 상태라고 했다. 병원에서는 수술밖에 답이 없다고 진단을 내렸다.

다시금 수술 날짜를 잡으려고 병원에 갔고 평소 수술에 대한 두려움이 있었기 때문에 무릎 관절에 도움이 되는 영양제를 추가로 섭취하게 되었다. 구안와사에 도움을 받았기 때문에 이번에도 꾸준히 먹어보면서 그래도 상태가 좋아지지 않으면 수술해도 늦지 않겠다는 생각이 들었다.

그렇게 결심하고 3개월간 정제된 포도씨 추출물을 섭취한 다음 다시 무릎 관절 사진을 찍어보았다. 엑스레이 사진을 보던 의사 선생님은 '참 신기하다'며, 무릎 뼈 사이에 이쑤시개 두 개 정도 들어갈 정도의 공간이 생겼다고 하셨다. 그러더니 수술을 미루고 경과를 지켜보자고 하셨다.

2024년 현재까지도 나는 수술하지 않았으며, 텃밭을 가꾸면서 행복하게 살고 있다.

대사 질환은 신체의 대사 과정에 이상이 생겨 발생하는 질환을 말한다. 대표적인 대사 질환으로는 당뇨병, 고지혈증, 비만, 고혈압 등이 있다.

이러한 질환은 만성 질환으로 꾸준한 관리가 필요하다. 대사 질환은 유전적 요인뿐만 아니라 생활 습관과 환경 요인에 의해 발생할 수 있다.

1. 당뇨병

당뇨병은 인슐린 분비가 부족하거나 인슐린에 대한 저항성이 증가하여 혈당 수치가 비정상적으로 높은 상태가 지속되는 질환이다. 제1형 당뇨병은 주로 유전적인 요인으로 인해 발생하며 인슐린 분비 자체가 부족한 경우다. 그리고 제2형 당뇨병은 생활 습관과 밀접한 관련이 있으며, 인슐린 저항성이 증가하여 발생한다.

2. 고지혈증

고지혈증은 혈액 내에 지방 성분이 과다하게 존재하는 상태를 말한다. 고지혈증은 동맥경화증을 유발하여 심혈관 질환의 주요 원인이 된다.

3. 비만

비만은 체내에 과도한 지방이 축적된 상태를 말한다. 비만은 대사 질환의 중요한 위험 요인으로, 당뇨병, 고혈압, 고지혈증 등의 발생 위험을 높인다.

4. 고혈압

고혈압은 혈액이 혈관 벽에 가하는 압력이 지속적으로 높은 상태를 말하며 심장병, 뇌졸중 등의 심각한 합병증을 유발할 수 있다.

건강을 위한 다이어트

성명 : 박인규

성별 : 남

증상 : 비만으로 인한 고지혈증, 고혈압 1단계

전체적으로 고르게 살이 찐 체질이라 턱이 두겹으로 보이기 전까지는 살이 찐 줄 모른 채 살았습니다. 자각하게 된 것은 작년에 회사에서 받은 특수 건강검진에서 LDL 콜레스테롤 수치가 엄청 높게 나왔을 때였습니다. 수치가 너무 높아 재검을 했는데, 역시나 결과가 190mg/dL로 나왔습니다. 경계 단계인 160mg/dL을 넘어섰기 때문에 고지혈증 판정을 받았고, 혈압도 높아서 고혈압 1단계로 분류되어 건강증진 대상자가 되었습니다.

그것이 2024년 목표로 다이어트를 결심한 계기였습니다.

아침에는 단백질을 비롯한 각종 영양소가 골고루 들어있는 셰이크를, 점심에는 저칼로리 잡곡밥을, 저녁에는 고단백 저지방 셰이크를 먹었습니다. 이때 포도씨 추출물 영양제와 오메가-3, 비타민 C, 그리고 허브티도 꼭 챙겨서 같이 먹었습니다. 평소 믹스커피를 좋아했지만, 공복 혈당이 높아지는 것을 염려해 공복에 커피는 마시지 않았습니다.

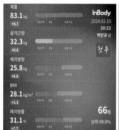 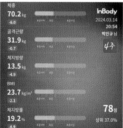 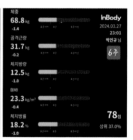

체지방량-25.8kg 시작
체지방률-31.1% 시작

체지방량-12.3kg 감소
체지방률-11.9% 감소

체지방량-13.3kg 감소
체지방률-12.9% 감소
몸무게-14.3kg 감소

식단과 식습관 개선, 그리고 포도씨 추출물 영양제와 꾸준한 운동 덕분에 LDL 콜레스테롤 수치가 110mg/dL로 건강 범위에 들어왔고, 혈압도 최고혈압 114mmHg로 정상 수치가 되었습니다. 다이어트가 목표였는데 포도씨 추출물 영양제 덕분에 건강까지 찾을 수 있었습니다.

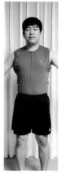 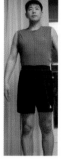

before   after

장 건강으로 다시 성장하는 아이

성명 : 한정란

성별 : 여

증상 : 마비성장폐색증, 상세불명 복통(11세 아들)

2022년 4월 초, 게장을 먹은 후 아이의 복통이 시작되었습니다. 처음 방문한 병원에서 장염이라는 진단을 받고 약을 복용했지만 차도가 없었습니다. 두 달 동안 복통으로 입퇴원을 반복하며 아이는 계속 아파했지만 큰 차도가 없었습니다. 병원에서는 장폐색이라며 금식을 시키기도 하고, 변비라며 관장을 하기도 했습니다. 병원에서는 각종 조치를 해줬지만 마비 증상이 나타나고 식은땀을 흘리는 등 아이가 고통스러워하는 모습을 보며 엄마인 저는 진통제를 먹이는 것 외에는 해줄 수 있는 것이 없었습니다.

그 사이 아이는 잘 먹지도 못하고 통증에 시달리며 두 달 동안 체중이 8kg이나 감소했습니다. 상급 병원에서도 뾰족한 해결책이 없었는데, 결국 2차성 염증으로 맹장염 진단까지 받았습니다. 의사 선생님은 항생제로 염증 치료를 하자고 하셨고, 1주일 동안 항생제 치료 후 맹장의 염증이 사라진 것을 CT로 확인한 뒤 퇴원했습니다. 하지만 아들의 복통은 다시 심해졌습니다. 다른 병원에서 검사를 받은 결과 맹장이 재발한 것을 발견하고 결국 수술을 하게 되었습니다.

수술 당시 코로나에 감염되어 격리병동에 입원했습니다. 수술 후 다시 열이 오르고 통증도 심해져서 코로나 때문인지 복통 때문인지 알 수 없을 정도로 고통에 시달렸으며, 열꽃까지 피어올랐습니다.

일주일 후 퇴원했지만 아이의 증세는 호전되지 않았고, 결국 3차 의료기관으로 갔습니다. 담당 의사는 아이의 증상과 그동안의 치료 과정을 듣고 '크론병'이 의심된다며 정밀 검사를 제안했습니다.

2022년 7월 13일에 입원해 알레르기 검사와 초음파, MRI, 대장 내시경을 했습니다. 다행히 크론병이 아니라는 진단을 받았지만 이미 아이의 면역 체계는 완전히 무너진 상태였고, 영양 상태도 엉망이 었습니다. 의사 선생님께서는 비타민 D, 유산균, 비타민 B군을 처방해 주셨습니다.

그전에는 영양제를 먹기 싫어하던 아들이 처방받은 영양제를 먹기 시작할 때, 지인으로부터 장 케어 제품을 먹어보라는 권유를 받았습니다. 물조차 마시기 힘들어하던 아이에게 처방받은 영양제 대신 지인이 권유한 제품을 주었습니다.

등교하는 아이에게 통증이 있을 때 먹어보라며 제품을 통에 담아 보냈는데, 그 이후 아이가 학교에서 전화하는 횟수가 점차 줄어들기 시작했습니다. 1교시도 못 버티고 조퇴하던 아이가 2교시, 3교시, 점점 학교에서 버틸 수 있는 시간이 늘어났습니다.

처음에는 반통을 담아 보냈고 아이는 통증이 있을 때마다 영양제를 섭취했습니다. 하루는 반통, 이틀째는 2/3통, 3일째는 한 통을 먹었고, 통증은 조금씩 조금씩 줄어들었습니다. 현재는 처음 먹던 영양제 외에 종합영양제와 장 케어 제품, 유산균, 포도씨 추출물, 마그네슘으로 건강 관리를 하고 있습니다.

아프기 시작하면서 성장이 멈췄던 아들은 6개월 만에 키가 10cm 이상 자랐고, 지금도 꾸준히 자라고 있습니다.

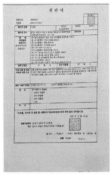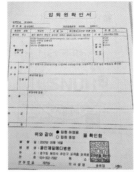

진단서와 입퇴원확인서

요요 없이 관리하는 건강한 생활 습관

성명 : 오승현

성별 : 남

증상 : **비만**(17세 남자 고등학생)

2023년 2월, 포도씨 추출물로 다이어트를 시작했습니다. 처음 체중은 114kg이었고, 첫 번째 염증 배출 프로그램을 통해 98kg까지 감량에 성공했습니다. 그러나 이후 관리에 소홀해지면서 체중이 오르락내리락 반복했습니다. 이로 인해 체중을 더 안정적으로 관리해야겠다는 결심을 하게 되었습니다.

5개월 뒤인 7월 말, 다시 한 번 프로그램을 진행해 체중을 95kg으로 줄였습니다. 이번에는 꾸준히 체중을 관리하기 위해 3개월 후 2단계 프로그램에 들어갔습니다. 2단계에서는 운동과 식단 관리를 병행했습니다. 러닝 운동을 일주일에 두세 차례, 각 1시간씩 꾸준히 했습니다. 또한 두 차례씩 먹던 학교 급식을 한 번으로 줄였고, 튀김과 칼로리가 높은 음식을 제한하며 건강한 식단을 유지했습니다.

이렇게 천천히 건강하게 체중 조절을 한 결과, 표준 체중인 72kg을 달성했습니다.

포도씨 추출물 다이어트 프로그램은 단순한 체중 감량을 넘어

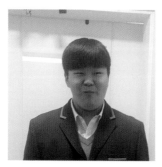 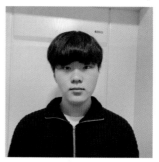

before   after

건강한 생활 방식을 만들어주었습니다. 단순히 체중만 줄인 것이 아니라, 건강한 생활 습관을 통해 몸 전체의 건강을 개선했습니다. 체중 감량 이후에도 이러한 습관을 유지하며 현재까지도 건강한 몸을 잘 관리하고 있습니다.

손상된 신장이 다시 좋아지고 있습니다

성명 : 임수연

성별 : 여

증상 : 당뇨병성 신장질환(친정어머니)

평생을 약을 먹는다는 건 쉽지 않은 일입니다. 옆에서 지켜보는 사람에게도 마찬가지죠.

정확한 시기는 기억나지 않지만, 저의 친정엄마는 수십 년 전에 당뇨 진단을 받고, 의사로부터 평생 당뇨약을 복용해야 한다는 말을 들었습니다. 20년 간 당뇨약을 복용하시던 엄마는 2022년 9월쯤 미세혈관 합병증으로 당뇨병성 신장질환 진단을 받게 되었습니다.

당뇨가 오래 지속되면 콩팥의 작은 혈관들이 손상되어 소변으로 단백질이 빠져나가고, 이 상태가 계속되면 만성신부전으로 진행됩니다. 신장 기능이 완전히 망가지면 투석이 필요하고, 더 나아가면 신장이식 수술까지 받아야 할 수 있는 무서운 합병증이라서 가족 모두가 많이 걱정했습니다.

신장 질환은 칼륨과 인의 수치가 높아지면 위험하기 때문에 관리가 매우 까다롭습니다. 그러나 우리가 먹는 야채나 고기에는 칼륨과 인이 많이 들어있어 식습관 개선만으로는 관리가 어렵습니다. 엄마는 혈당과 혈압, 당화혈색소, 콜레스테롤 수치가 정상보다 많이 높았고, 사구체 여과율은 현저히 낮았으며, 크레아티닌 수치도 비정상적으로 높았습니다.

엄마의 고통을 지켜보며, 내가 조금이라도 도움이 될 수 있다면 좋겠다는 마음으로 2023년 초부터 엄마의 질병에 대해 공부하기 시작했습니다. 엄마의 식사량을 줄이고, 단백질과 정제된 포도씨 추출물 영양제를 드시도록 했습니다. 처음엔 엄마의 말씀만 듣고 혼자 판단해 관리를 했지만, 혈압과 혈당, 당화혈색소 수치가 잡히지 않았습니다. 그래서 영양 전문가의 조언을 받아 DHA와 EPA가 함유된 오메가-3, 항산화와 혈관 건강에 좋은 영양제를 추가로 드시도록 했습니다.

3월쯤에는 당뇨 합병증인 당뇨병성 망막병증이 심해져 한쪽 눈을 수술했습니다. 다른 한쪽 눈도 수술 받지 않기 위해 눈 영양제를 3개월 간 하루 두 알씩 드시게 했습니다. 콜레스테롤 관리를 위해서는 차전자피 식이섬유가 든 영양제를 하루 두 번씩 챙겨드렸습니다. 또한 모세혈관 염증을 완화해 주는 정제된 포도씨 추출물 성분의 비타민 C를 하루 2~3알씩 사탕처럼 드시도록 했습니다.

이렇게 다양한 영양제를 조절하면서 효과를 살피다가, 5월에 해독을 결심하고 세포영양 해독 프로그램을 진행했습니다. 그 결과 각종 수치가 기적처럼 안정되기 시작했습니다. 콜레스테롤, 중성지방, 혈압, 혈당, 당화혈색소 수치가 정상 범위로 돌아왔습니다. 현재도 계속 영양 요법을 하고 있으며, 모든 수치가 정상으로 유지되고 있습니다.

한 번 손상되면 회복이 어렵다고 했던 신장도 포도씨 추출물 영양제를 섭취하고부터 수치가 눈에 띄게 좋아졌습니다. 이 영양제가 엄마에게 삶의 희망을 선물해준 것 같아 너무 행복합니다.

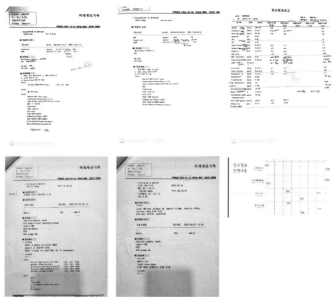

각종 진료 기록

다시금 되새긴 혈액과 혈관 건강의 중요성

성명 : 권미영

성별 : 여

증상 : 당뇨합병증으로 인한 발 괴사(아버님)

시아버지께서는 당뇨로 수십 년 간 병원 약을 복용하셨고, 당뇨합병증으로 인해 여러 차례 혼수상태에 빠져 병원에 입원하셨습니다. 그러다 급기야 발끝 모세혈관이 막혀 발이 퉁퉁 붓고 검게 변하는 버거씨병이 찾아와 걷기 어려운 지경에 이르렀습니다. 병원에서는 발 상태를 보더니 더 심해지면 절단할 수밖에 없다고 하며 마음의 준비를 하라고 했습니다.

시아버지께서는 20대 청년 때 낙상 사고로 다리가 부러져 장애 판정을 받으셨습니다. 그 일로 평생을 큰 아픔을 안고 살아오셨는데, 이제는 발까지 절단할 수도 있다는 소식을 들었으니 얼마나 허망하셨을까요.

그러던 중 의사들이 처방하는 영양제가 있다는 이야기를 듣고, 시아버지께 드리면 좋겠다는 생각에 그 영양제를 구매해 가져다 드렸습니다. 시아버지께서 또다시 마음의 상처를 입지 않기를 바라는 마음으로, 발 절단만은 막을 수 있기를 간절히 바라며 영양제를 드

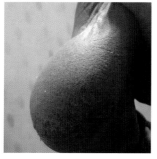
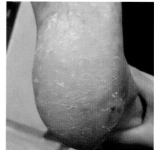

before   after

렸습니다.

종합영양제와 혈행에 좋은 오메가-3, 어르신들에게 좋다는 코엔자임Q10, 칼슘과 마그네슘, 흑곰팡이로 만든 글루코사민, 화장실 가는 일이 편하도록 프로바이오틱스와 차전자피 식이섬유, 가는 모세혈관까지 뚫어준다는 정제된 포도씨 추출물 비타민을 드시게 했습니다.

기도하는 마음으로 영양제를 드렸더니 신이 제 기도를 들어주신 것일까요. 두 달이 채 되지 않아 시아버지의 붓고 검게 변했던 발에서 붓기가 빠지고 혈색이 돌아왔습니다. 점차 이전과 같은 상태로 회복되더니 다시 걸을 수 있게 되었습니다. 발을 절단하지 않게 되어 가족 모두가 안도의 한숨을 내쉬었습니다.

당뇨를 오래 앓으시면서 늘 무기력하고 얼굴도 쇠약해보였던 시아버지께서 다시 예전의 모습으로 돌아오셨습니다. 아니, 오히려 이전보다 훨씬 에너지가 넘치고 활력 있는 모습에 본인도 가족들도 놀랐습니다.

약 7년이 흐른 지금까지도 시아버지의 발은 괜찮습니다. 혈액을 깨끗하게 만들고 혈관을 건강하게 유지하는 것이 얼마나 중요한지 깨닫게 된 소중한 시간이었습니다. 영양 보충을 넘어서 혈액과 세포를 깨끗하게 만들어주는 영양제를 만나게 되어 모든 가족이 신께 감사하고 있습니다.

내 인생의 큰 복은
포도씨 추출물을 만난 것

성명 : 윤태수

성별 : 남

증상 : 비만, 두드러기 발진, 수술 부위 통증

2010년 대학생 시절, 허리 수술 후 군 입대를 했습니다. 그러나 잦은 야간근무와 식습관 문제로 체중이 많이 늘어났습니다. 이후 운동과 식단 조절을 시도했지만 노력에 비해 체중은 줄지 않았습니다.

2016년에는 체육 활동 중 오른쪽 발목이 완전히 골절되어 3개월 동안 병원 생활을 하게 되었고, 이로 인해 체중이 다시 증가했습니다. 2017년 3월경부터는 갑자기 피부에 두드러기 발진이 생기기 시작했습니다. 병원에서 알레르기 검사와 혈액 검사를 했더니, 나이가 들면서 체질이 변해 집 먼지와 갑각류 등에 알레르기가 생겼다고 했습니다. 심할 때는 스테로이드 주사와 백반성 곰팡이 약을 처방받아 꾸준히 약을 복용하며 지냈습니다.

전역 후 사회생활을 시작하면서 술자리와 회식이 잦아지고, 야근도 많아졌습니다. 공장 관리자로 일하면서 업무 스트레스가 커져 체중이 계속 늘었고, 체중 때문에 잠도 잘 못 자게 되었습니다. 간신히 잠이 들어도 몸이 가렵거나 다리가 저려서 2시간마다 깼습니다. 두

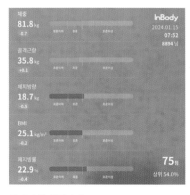
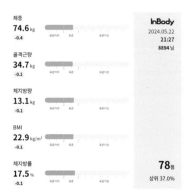

인바디 결과 전과 후

드러기가 얼굴까지 올라와 출근에도 지장이 있었습니다.

이후 직장에서 부서가 바뀌어 현장 조직 관리를 맡게 되었습니다. 생활이 더 불규칙해지고 업무량이 많아져 패스트푸드를 자주 먹게 되었습니다. 스스로도 몸 상태가 나빠지는 것을 느꼈습니다.

그 즈음 대학 동기이자 군 동기를 통해 포도씨 추출물의 효능을 알게 되었습니다. 제게 시급한 것은 몸에 쌓인 독소를 해독하는 것이었습니다. 친구의 권유에 따라 의약품 수준으로 정제된 포도씨 추출물 성분의 영양제로 해독을 시작했습니다. 2024년 1월 13일에 시작해 불과 일주일 만에 몸이 가벼워지는 것을 느꼈습니다. 덕분에 잠도 편안하게 잘 수 있었고, 아침에 일어나기가 훨씬 수월해졌습니다. 그때부터 신뢰를 가지고 한 달 동안 해독을 하면서 필요한 영양을 보충했습니다.

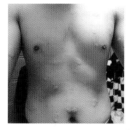 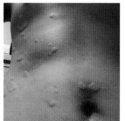 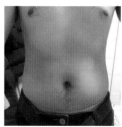

before   after

　해독을 마친 지금은 영양제만 섭취하고 있는데, 환절기나 스트레스를 받을 때 나타나던 두드러기가 이제는 생기지 않습니다. 체지방량도 눈에 띄게 감소했고, 잠을 잘 때도 다리 저림이나 허리 통증 없이 편안하게 잘 수 있게 되었습니다. 이제는 언제 아팠나 싶을 정도로 몸이 가뿐합니다.

　포도씨 추출물을 만나게 된 것이 내 인생의 큰 복이라는 생각이 듭니다.

이제 밖에 나가는 게 두렵지 않아요

성명 : 박지윤

성별 : 여

증상 : 다낭성난소증후군, 흑색극세포증

20대 초반에 생리불순이 이어지다가 생리가 끊어져 병원에 갔는데, 진찰 결과 '다낭성난소증후군'이라는 진단을 받았어요. 이제 막 20살이 넘었을 때 의사는 저에게 불임이 될 거라고 했죠. 저는 사실 별 느낌이 없었어요. 그런데 옆에서 엄마가 난리가 났어요. 엄마는 "그럼 어떻게 해야 하냐"고 물으셨고, 의사는 "여성호르몬제를 평생 먹어야 한다"고 했어요.

그렇게 의사의 처방과 '내 딸을 불임으로 만들 수는 없다'는 엄마의 고집으로 어떻게든 생리를 이어가기 위해 여성호르몬제를 처방받아 먹기 시작했어요. 하지만 그마저도 얼마 안 가서 아예 끊어졌어요. 약을 먹어도 더 이상 변화가 없었어요.

그런데 엎친 데 덮친 격으로 병원을 방문했을 때 이번에는 당뇨 진단을 받았죠. 의사는 여성호르몬제를 먹으면 인슐린 저항성의 문제가 생겨 당뇨가 올 수 있다고 했어요. 문제는 당뇨 진단을 받고 얼마 지나지 않아서 제 피부가 조금씩 검게 변하더니 목과 가슴, 팔에

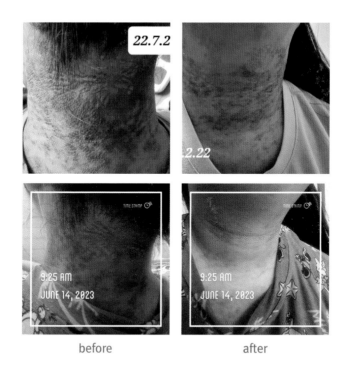

before   after

검은 얼룩이 두껍게 생기기 시작한 거예요.

처음에는 생길 때마다 떼어내고 긁어내고 때타월로 밀기도 했어요. 하지만 그때만 조금 깨끗해지나 싶다가 다시 생겼어요. 나중에는 피부가 나무껍질처럼 울퉁불퉁하고 두껍게 돼 버렸어요. 병원에서는 '흑색극세포증'이라며 당뇨가 있으면 그럴 수 있다고 했죠

이때부터 저는 밖에 나가는 게 너무 싫었어요.

불규칙한 생활 습관, 호르몬제 및 각종 약을 지속적으로 투약하는 과정에서 몸에 더 큰 문제가 생길까 봐 부모님은 걱정이 이만저만이

아니었어요. 그래서 부모님의 권유로 포도씨 추출물 영양제를 먹기 시작했죠.

2022년 3월, 전문가와 상담하고 의약품 수준으로 정제되었다는 포도씨 추출물 영양제로 해독과 다이어트를 시작했지만 알약을 잘 삼키지 못해서 3일 만에 포기했어요. 그런데 단 3일뿐이었는데도 목과 가슴, 팔에 있던 검은 얼룩이 많이 감소하는 것을 눈으로 확인할 수 있었어요. 그래서 포도씨 추출물 영양제의 효과를 신뢰하게 되었고, 이후에 영양제의 종류와 양을 늘려 꾸준히 먹었죠.

영양제를 먹기 시작한 지 6개월쯤 지나자 목뿐만 아니라 팔과 가슴 쪽의 검은 얼룩까지도 감소하는 것을 확인할 수 있었고, 목 앞쪽 부분은 얼룩이 거의 사라질 정도로 감소했어요. 그렇게 1년 간 영양제를 꾸준히 먹고 있는 지금, 팔 얼룩은 완전히 없어졌고 목에만 조금 남아 있는 상태입니다.

해독하고 누리는 다시 태어난 기쁨

성명 : 허미화

성별 : 여

증상 : 고도비만, 고혈압 전 단계(언니)

친언니는 먹는 것을 좋아하고 양도 많았으며, 불규칙한 식사 습관을 유지해 15년 이상 고도비만(90kg 이상)으로 살았습니다. 체중 감량을 위해 많은 노력을 했지만 다이어트약, 한약, 운동 등 모두 실패로 끝나고 요요현상으로 체중만 더 늘어났습니다.

여러 번 좌절을 겪으면서도 계속 시도하다가 어느 날 몸이 피곤하고 아파서 병원을 방문했는데, 의사 선생님이 "고혈압 전 단계이며 다이어트 하면 약을 먹지 않아도 혈압이 정상으로 돌아갈 수 있다"고 말했습니다. 그 말을 듣고 언니는 다시 다이어트를 결심했습니다.

제가 언니에게 '포도씨 추출물과 영양제를 이용해 효과적인 다이어트를 할 수 있다'는 정보를 주었습니다. 언니는 과거의 실패 경험 때문에 '진짜 살이 빠질까?', '너무 배고프진 않을까?', '일을 하면서도 가능할까?' 등 여러 가지 걱정을 했지만, 더 이상 물러설 수 없었기에 제 말대로 정제된 포도씨 추출물 영양제로 다이어트를 하기로 결심했습니다.

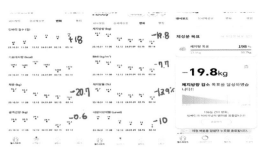

체성분 결과지

놀랍게도 다이어트를 시작하자마자 효과가 빠르게 나타났습니다. 불규칙한 식사 시간과 먹는 양, 탄수화물 위주의 불균형한 식단 때문에 찐 살이었기 때문에, 식사 시간과 양을 규칙적으로 정하고 영양 균형을 잡아 주는 것만으로도 효과가 나타났던 것 같습니다.

더불어 독소를 빼면서 세포에 영양을 가득 채워주는 세포 영양 해독 요법이었기에 그동안 불가능했던 살빼기가 가능해졌습니다. 또한 정제된 포도씨 추출물이 든 비타민과 차전자피 식이섬유를 먹었더니 화장실도 잘 가게 되어 혈색도 몰라보게 좋아졌습니다.

눈에 보이는 것보다 더 놀라운 것은 인바디 측정 결과였습니다. 가장 큰 변화는 내장지방이었는데, 처음 시작할 때 내장지방 레벨이 19로 매우 높았습니다. 그러나 세포 영양 해독 이후 다이어트를 진행한 지 5개월 만에 내장지방 레벨이 9로 떨어졌습니다. 체중은 총 20.7kg 감량했는데, 인바디 검사 결과 체지방만 19.8kg이 빠졌습니다. 비교하자면, 언니 몸에서 유치원생 한 명이 지방으로 빠져나온 거죠.

언니는 다시 태어난 기분이라며, 만족도가 100%라고 행복해했습니다. 요요 없는 다이어트를 유지하기 위해 지금도 영양소가 골고루 들어있는 세포 영양 식사 대용 셰이크와 차전자피 식이섬유, 그리고 정제된 포도씨 추출물 비타민을 꾸준히 챙겨먹고 있습니다.

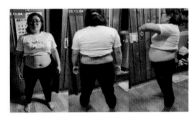 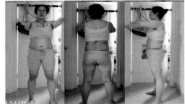

before   after

두 달만에 정상 수치를 되찾게 해준
포도씨 추출물

성명 : 박윤정

성별 : 여

증상 : 염증과 고도비만

저는 56세입니다. 아이 셋을 제왕절개로 출산했고 대상포진, 허리 디스크, 자궁근종 등 만성퇴행성 질환과 자가면역 질환을 앓고 있었습니다.

그로 인해 많은 약을 복용하였고 직장에 다녀오면 일상생활을 할 수 없을 정도로 몸이 아파서 침대에 쓰러지곤 했습니다. 병원에 가면 의사 선생님께서, 이러다가 큰일 난다고 하셨습니다. 염증도 정상 범위에서 3배 이상 높았고 체중도 고도비만이었습니다.

매일 반복되는 일과 불규칙한 생활 때문에 허리 디스크가 생겼고, 주사와 약물을 복용하였지만 결국에는 허리 수술을 하게 되었습니다. 과한 약물 복용으로 위장이 안 좋아져서 위장약도 복용했고, 그로 인해 피부 발진이 생겨서 피부과 약도 먹었습니다. 하루하루 몸이 너무나도 고통스러웠습니다.

의사 선생님께서 체중 감량을 해야 한다고 하셔서 헬스로 근력 운동과 걷기, 등산 등 열심히 운동을 하였지만 허리 수술로 인해 제

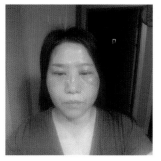
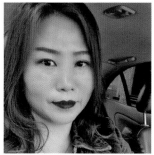

before   after

대로 된 운동을 하기 힘들었습니다. 삶이 지치고 의욕이 생기지 않았습니다.

2019년 10월 어느 날 친구 미용실에서 그날도 머리 염색을 하면서 성신없이 졸았습니다. 원장인 친구가 자신이 먹고 있는 영양제를 한번 먹어 보라며 권했습니다. 올림픽 선수들이 먹는 안전한 영양제인데 자신이 먹어보니 피곤하지도 않고 몸도 가볍다고 했습니다. 친구가 소개해준 옆 건물 학원 선생님의 전화번호를 받고 바로 연락해서 상담을 받았습니다.

대부분의 병은 스트레스와 염증, 불규칙한 식생활과 식단에서 온다고 했습니다. 그래서 근본적인 원인을 바로잡기 위해 몸의 염증과 독소를 제거하는 영양 해독과 포도씨 추출물을 먹기 시작했는데, 정말 놀라운 결과가 나왔습니다. 병원에서 진료를 받으면 모든 수치가 정상 범위에서 벗어나 있었는데, 두 달 후 다시 병원에 갔을 때 수치가 정상 범위에 가까워졌습니다. 더 이상 약 처방이 필요하지 않은 상태가 되었습니다.

통증 때문에 겪던 만성 수면장애와 두통도 사라지면서 숙면을 취하게 되었고, 지금은 잘 자고 상쾌한 아침을 맞이하고 있습니다. 몸이 건강해진 덕분에 50대 중반을 넘어서도 매일 기분 좋은 하루하루를 보내고 있다는 것이 기적 같습니다.

꾸준한 노력으로 만든 건강한 변화

성명 : 이한솔

성별 : 남

증상 : 허리디스크, 비만, 구취, 비듬

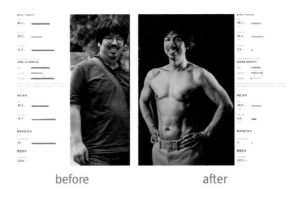

before   after

　허리 디스크 때문에 몸이 틀어진 상태로 10년 넘게 불편한 생활을 했고, 몸이 불편하다 보니 활동량이 적어서 살이 많이 쪘습니다. 그게 악순환이 되어, 살이 찌니까 몸을 움직이는 게 더 불편해졌습니다.

　2022년 9월에 건강검진을 받았는데, '의심 및 주의'가 4건이나 있었습니다. 한창 일할 젊은 나이에 건강을 잃으면 안 되겠다는 생각이 들어 알아보던 중, 포도씨 추출물 영양제가 몸의 염증을 없애고 다이어트에도 도움이 된다는 정보를 들었습니다.

그래서 몸도 깨끗이 해독하고 다이어트도 해야겠다고 마음먹고, 2023년 8월부터 11월까지 4개월 동안 포도씨 추출물 영양제를 먹으면서 프로그램을 진행했습니다. 그리고 프로그램을 마친 뒤 2024년 1월에 건강검진을 했을 때 모든 수치가 정상을 가리키고 있었습니다. 심했던 입 냄새와 비듬도 사라져서 사람들을 만나 대화할 때 자신감이 생겼습니다.

지금도 포도씨 추출물 영양제를 꾸준히 먹으면서 건강한 변화를 유지하고 있습니다.

자가면역 질환은 면역 체계가 외부 침입자로부터 신체를 보호하는 대신, 신체의 정상 세포를 공격하는 질환이다. 이러한 잘못된 면역 반응은 다양한 증상과 합병증을 유발한다. 대표적인 자가면역 질환으로는 류마티스 관절염, 루푸스, 다발성 경화증, 제1형 당뇨병 등이 있다. 자가면역 질환의 원인은 명확하지 않지만 유전적 요인, 환경적 요인, 호르몬 변화 등이 복합적으로 작용한다고 알려져 있다.

1. 류마티스 관절염

류마티스 관절염은 관절을 공격하는 자가면역 질환으로, 관절의 염증과 통증, 경직을 유발하고, 시간이 지나면 관절의 변형과 손상을 초래할 수 있다.

2. 루푸스

루푸스는 피부, 관절, 신장, 심장 등 여러 장기를 공격하는 자가면역 질환이다. 루푸스의 증상은 매우 다양하며 피로, 발진, 관절통, 신장 문제 등으로 나타난다.

3. 다발성 경화증

다발성 경화증은 중추신경계를 공격하는 자가면역 질환으로, 신경의 보호층인 미엘린이 손상되어 다양한 신경학적 증상이 나타난다. 다발성 경화증의 증상으로는 근력 약화, 감각 이상, 시각 문제, 운동 실조 등이 있다.

4. 제1형 당뇨병

제1형 당뇨병은 췌장의 베타 세포를 공격하여 인슐린 분비가 부족해지는 자가면역 질환이다. 이로 인해 혈당 조절이 어려워져 고혈당 상태가 지속된다. 제1형 당뇨병의 증상으로는 다갈증, 다뇨, 피로, 체중 감소 등이 있다.

어지럽지 않은 일상, 다시 찾은 소리

성명 : 심재숙

성별 : 여

증상 : 이명, 메니에르

1997년, 처음으로 어지럼증과 구토 증세가 나타났습니다. 평소 저혈압이 있어서 저혈압 증상인 줄 알았습니다. 처음에는 잠깐 누워 있으면 회복되는 정도라 큰 불편은 없었습니다.

그러나 시간이 지나면서 어지럼증의 횟수와 강도가 심해져 병원에 가서 검사를 받았고, '메니에르증후군'이라는 진단을 받았습니다. 의사는 메니에르증후군이 재발률이 높은 난치성 질환이라며, 재발이 없으면 완치라고 할 정도로 관리가 어렵다고 했습니다.

이후 구토와 이명을 동반한 심한 어지럼증으로 일상생활에 큰 지장을 받게 되었고, 이뇨제와 스테로이드제로 증상을 조절하려 했지만 호전되지 않았습니다. 신약 임상 시험에도 참여했으나 효과가 없어 중단하고 말았습니다. 마지막으로 고막에 직접 주사하는 치료도 받아봤지만, 머리 울림이라는 새로운 증상만 생겼을 뿐 상태는 나아지지 않았습니다. 이후 이석증과 돌발성 난청으로 이어지면서 청력이 손상되었고, 듣는 것이 어려워지기 시작했습니다.

보청기 착용을 권유받을 즈음, 지인을 통해 포도씨 추출물이 좋다는 이야기를 듣게 되었습니다. 정제된 포도씨 추출물을 포함한 세포영양 해독 프로그램을 시작했고, 그 이후에도 꾸준히 섭취하면서 관리를 했습니다.

영양제를 먹는 동안 서서히 변화가 생겼습니다. 유모세포가 손상되어 보청기를 착용해야 할 정도로 상황이 좋지 않았지만, 섭취 후 두 달 정도 지나자 유모세포가 재생되어 청각이 회복되었습니다. 꾸준한 영양제 섭취로 건강을 관리하면서 어지럼증이 사라졌고, 이제는 넘어질 걱정 없이 맘껏 고개를 들어 하늘을 볼 수 있습니다. 수화를 배워야 할지, 입 모양 읽는 법을 배워야 할지를 고민하지 않아도 되는 지금이 정말 행복하고 기쁩니다.

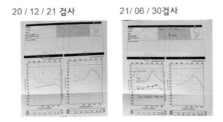

검사 결과지

내 삶의 동아줄이 된 포도씨 추출물

성명 : 김주현

성별 : 여

증상 : 류마티스성 증후군

2015년 가을, 오른쪽 발가락 끝에 이유 모를 통증과 붓기로 병원을 찾았습니다. 너무 아파서 응급실에 갔지만, 원인을 찾지 못했고 그렇게 통증이 가라앉기를 기다릴 수밖에 없었습니다.

그러다가 발가락 끝의 통증이 사라질 무렵인 2016년 봄, 이번에는 오른쪽 손목에 극심한 통증이 시작되었습니다. 차라리 손목 아래가 없었으면 할 정도로, 정말 잘라내고 싶은 심정이 들 만큼의 통증이었습니다. 오른쪽 손목 관절을 전혀 움직일 수 없었습니다.

손목 통증으로 괴로운 시간을 보내며 정형외과와 신경외과를 순회하면서 받은 진단은 '퇴행성 관절염'이었습니다. 약을 처방받아 먹었지만, 전혀 도움이 되지 않았습니다.

마지막으로 찾아간 곳은 류마티스 내과였습니다. 다행히 류마티스 관절염은 아니고 '류마티스성 증후군'이라는 진단을 받았습니다. 처방된 약은 스테로이드제와 류마티스 관절염약이었는데, 이를 복용하니 다행히 통증이 완화되었습니다.

그렇게 5년 동안 류마티스 관절염 약을 복용했습니다. 그 약을 먹을 때는 임신하면 안 되고, 계획이 있다면 3개월 전에 약을 끊어야 한다는 경고를 받았습니다. 그만큼 몸에 좋지 않다는 것을 스스로 느낄 수 있었습니다. 그래도 통증에서 해방되기 위해 먹을 수밖에 없었습니다.

그러던 어느 날, 지인을 통해 영양 요법, 특히 포도씨 추출물과 커큐민을 메가로 섭취하면 효과가 있을지도 모른다는 얘기를 듣고 동아줄에 매달리듯 그 말을 따랐습니다. 그렇게 6개월 정도 열심히 포도씨 추출물과 커큐민을 먹으면서 통증이 사라지는 놀라운 경험을 했습니다.

그리고 2022년 1월, 드디어 병원에서 류마티스 약을 먹지 않아도 된다는 완치에 가까운 소견서를 받게 되었습니다.

화분에 물을 주듯 세포에 영양 주기

성명 : 이현수

성별 : 여

증상 : 크론병(현재 26살)

제 큰아들은 2014년 2월, 17살에 과다출혈로 쓰러져 병원에 입원했고 크론병 진단을 받았습니다. 크론병은 장에 염증이 생기는 자가면역 질환으로, 혈변을 동반한 잦은 설사로 인해 의식을 잃고 쓰러질 수 있으며 그럴 때는 수혈까지 받아야 합니다.

두 번째 쓰러졌을 때는 병원의 의료 과실로 거의 죽을 뻔했습니다. 출혈이 너무 심해 혈소판까지 수혈을 받은 뒤 결국 대학병원 중환자실에 입원했습니다. 급성으로, 염증이 너무 심해 대장을 절제해야 한다고 했습니다. 하지만 17살 아들에게 항문 주머니를 평생 달아줄 수는 없어서 약물 치료를 선택했습니다.

스테로이드 약물과 주사치료, 그리고 한 움큼씩 약을 먹으며 1년 가까이 입퇴원을 반복했습니다. 병원에서 혈변은 잡았지만, 잦은 설사 때문에 일상생활이 힘들었습니다. 양약의 부작용으로 얼굴이 붓고 피부가 얇아지며 머리카락이 빠졌습니다. 호르몬 교란으로 가슴이 여자아이처럼 발달해 가슴 성형 수술까지 받았습니다.

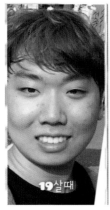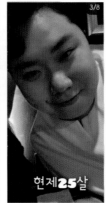

before   after

어느 날 아이가 "엄마, 나 이렇게 약 먹다 죽겠어!"라고 말했을 때는 정말 가슴이 먹먹했습니다.

저는 지식은 없었지만, 약을 줄여야겠다는 생각이 들었습니다. 엄마로서 큰아이의 병을 고치기 위해 안 해본 치료가 없었습니다. 우연히 암 환자가 쓴 책을 읽으면서 '세포'라는 단어를 알게 되었고, 아이를 뱃속에 품었을 때를 떠올렸습니다. 시든 화분도 물과 좋은 거름을 주면 살아나듯이, 아이에게 좋은 걸 찾아 먹이면 다시 건강해질 거라 생각했습니다. 각종 약초를 달여 먹이고, 약용 관리사 자격증을 따고, 대체의학 병원을 찾아다녔습니다. 그러나 약초로는 아이의 병이 좋아지지 않았습니다.

그러던 중 친구의 소개로 장 케어 제품과 항산화제를 먹기 시작했고, 이것이 아이의 인생을 바꾸어 놓았습니다. 종합비타민, 간 영양제, 유산균, 오메가-3, 그리고 포도씨 추출물이 든 항산화제를 먹이기 시작했습니다. 6개월 후 아이의 콜레스테롤 수치가 조절되고, 성장도 시작되었습니다.

결국 2020년 10월부터 영양제를 섭취하기 시작해 2021년 4월에 3주간의 비움 프로그램을 통해 설사가 완전히 잡혔습니다. 이후 2022년 7월 대장 조직검사와 2022년 10월 대학병원 소화기내과 교수의 권유로 약을 끊을 수 있었습니다. 이제는 약을 먹지 않고도 건강을 유지하고 있습니다. 담당 교수는 평생 약을 먹어야 한다고 했지만, 기적 같은 일이 일어난 것입니다.

어디를 가도 항상 화장실을 먼저 찾고, 대중교통 이용도 힘들었던 아들이 영양제를 먹고 나서부터 소소한 일상을 되찾았습니다. 사랑하는 여자친구도 생겼고, 지금은 중국집 오너로서 멋지게 일하고 있습니다. 사노비브 의학연구소에 입원해 완치 판정을 받는 것이 꿈이었지만, 이제는 항산화제 섭취만으로도 완치될 수 있다는 확신이 생겼습니다.

맨손의 행복

성명 : 안정연

성별 : 여

증상 : 한포진과 성인 아토피

저는 20대 초반부터 성인 아토피를 앓아왔고, 20대 초중반 동안 병원에서 치료를 받으며 스테로이드와 면역 치료를 오랫동안 받았습니다. 한방 치료에도 월급의 2/3를 지출할 만큼 전념했지만, 근본적인 치료가 되지 않아 재발이 잦았습니다.

결혼 후에는 갑상선기능항진증까지 겪게 되면서 전반적인 컨디션이 좋지 않았습니다. '왜 나는 건강하지 않을까?'를 고민하며 방법을 찾던 중 음식으로 몸을 관리하는 것에 관심을 가지게 되었습니다.

음식 관리를 철저히 하면서 어느 정도 피부 건강이 회복되는 듯했지만, 아이를 낳고 일을 계속하면서 손에 물집이 생기고 마디마디 갈라지는 증상이 계속되었습니다. 밤이면 너무 가려워서 피가 날 때까지 긁었고, 손이 붓고 나서야 냉팩을 하며 겨우 잠들곤 했습니다.

이로 인해 신경이 예민해지고 불면증이 생겼습니다. 컨디션이 떨어지면서 손의 껍질이 벗겨져 속살이 드러나기 시작했고, 머리를 감을 수 없어서 남편이 감겨 주어야 했습니다. 아이들을 씻기거나 요리

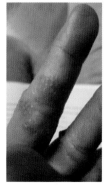 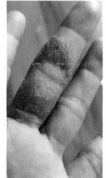

before   after

를 할 때는 고무장갑을 끼고 해야 했습니다.

속살이 드러난 상태라 자극을 최소화하고 싶어 몸을 씻을 때 비누도 거의 사용하지 않았습니다. 비누를 사용하면 손이 더 건조해지고 가려워 아무것도 할 수 없었기 때문입니다. 이 증상이 바로 '한포진'이었습니다.

어느 날, 아는 원장님이 항산화 바디 제품을 선물로 주셨습니다. 손과 몸이 너무 건조했던 저는 속는 셈치고 사용해 보았습니다. 일반적인 샤워용품은 사용 후 피부가 극도로 건조해졌는데, 이 제품은 자극적이지 않고 오히려 피부가 촉촉해지는 느낌이었습니다. 특히 다른 바디로션 제품들은 겉도는 느낌이 크고 덧바르면 끈적거렸는데, 이 로션은 바로 흡수되어 건조함이 사라지고 피부 당김이 줄어드는 것을 느꼈습니다.

그래서 이 제품을 계속 사용하게 되었습니다. 현재는 항산화 바디 제품을 애용하면서, 샴푸와 컨디셔너도 같은 라인의 항산화 제품으로 모두 바꾸어 사용하고 있습니다. 또한 몸속 염증을 잡기 위해 정제된 포도씨 추출물 영양제도 함께 섭취하고 있습니다.

다른 좋은 제품들을 다 사용해 봐도 수년 간 없어지지 않던 손바닥 물집이 이제 재발하지 않아 너무 행복합니다. 샤워할 때, 머리 감을 때, 요리할 때 맨손으로 할 수 있게 되었습니다. 굳이 고무장갑을 끼지 않아도 되니까요. 특히 밤에 피가 나도록 긁지 않아도 되어, 이제는 손으로 하는 모든 것이 가능해지면서 자존감도 많이 올라갔습니다.

포도씨 추출물은 아들의 건강 매니저

성명 : 최민성

성별 : 남

증상 : 구내염(혀 괴사), 베체트

2010년 4월 초, 강원도 현리에 있는 기린초등학교 2학년에 재학 중이던 때였습니다. 감기로 인해 고열이 3일 간 지속되다가 호전되었는데, 그 이후 갑자기 혀가 아프기 시작하면서 구내염이 생겼습니다. 처음에는 며칠 지나면 괜찮아질 것이라고 생각했지만 시간이 지나면서 통증이 심해졌습니다. 심지어 혀에 염증이 생기기 시작했습니다. 원통에 있는 작은 병원에 내원해 진료를 받았으나 특별한 진단 없이 진통제(스테로이드제)만 처방받았습니다.

의사 선생님께서는 잘 쉬고, 잘 먹고, 스트레스를 받지 말고, 감기에 걸리지 않게 잘 관리하면 좋아질 거라고 했습니다. 그러나 통증과 염증은 한 달 간 지속되었습니다.

참을 수 없는 상태가 되어 춘천 한림대학병원, 강릉 아산병원, 강릉 치대병원 등 대학병원에서 진료를 받았으나, 특별한 치료약도 없고 입원도 안 된다고 했습니다. 원통 병원에서 이야기한 대로 잘 관리하는 수밖에 없다는 답변만 들었습니다.

대학병원을 찾아다니면서 두 달이라는 시간이 흐르는 동안, 혀 왼쪽 측면이 3㎝가량 괴사가 되었습니다. 참을 수 없는 고통이었지만 병원에서 치료 방법이 없다고 하니 낙심이 커졌습니다. 군인이셨던 아버지께서 저로 인해 고통스러운 마음으로 밤에 잠도 못 자고 기도하셨습니다.

그때 같이 근무하시던 동료 분께서 우연히 찾아오셨고, 상황을 들으신 후 염증에 효과가 좋은 정제된 포도씨 추출물이 도움이 될 것 같다며 다음 날 가져다주셨습니다. 의약품 수준으로 정제된 포도씨 추출물이라 안심하고 한 통을 3일 만에 섭취했는데, 놀랍게도 호전되는 경험을 할 수 있었습니다. 염증으로 괴사되던 혀는 정상으로 돌아오고 통증도 사라졌습니다.

그 이후로도 정제된 포도씨 추출물을 지속 섭취하면서, 원인을 알고 싶어 1년 뒤 신촌 세브란스 병원에서 베체트 관련 검사를 받았습니다. 그러나 '그 병은 20대 이후에나 진단이 가능하며 현재는 특별한 약이 없으니 관리를 잘하라'는 이야기만 들었습니다.

현재까지 종합 영양제와 포도씨 추출물을 꾸준히 섭취하면서 구내염 재발은 없었고, 어렸을 때 있던 아토피도 사라져 건강하게 군 복무까지 잘 마칠 수 있었습니다. 이 제품은 저에게 생명의 은인과도 같은 존재이며, 평생 함께할 건강 매니저입니다.

환경성 질환은 환경적인 요인에 의해 발생하거나 악화되는 질병을 말한다. 이러한 질환은 대기 오염, 수질 오염, 화학 물질, 기후 변화 등 다양한 환경적 요인과 밀접한 관련이 있다. 환경성 질환은 현대 사회에서 중요한 건강 문제로 대두되고 있다.

1. 대기 오염과 호흡기 질환

대기 오염은 주로 자동차 배기가스, 산업 공정, 화석 연료의 연소 등에서 발생하는 오염 물질로 인해 발생한다. 대기 오염 물질에는 미세먼지(PM10, PM2.5), 오존(O_3), 이산화질소(NO_2), 이산화황(SO_2) 등이 포함된다. 오염 물질은 호흡기 질환을 유발하거나 악화시킬 수 있다. 대표적인 호흡기 질환으로는 천식, 만성 폐쇄성 폐질환(COPD), 기관지염 등이 있다.

2. 수질 오염과 소화기 질환

수질 오염은 주로 농업 폐수, 산업 폐수, 생활하수 등으로 인해 발생하며, 이를 통해 물속에 유해 물질이 유입된다. 오염된 물을 마시거나 사용하면 소화기 질환이 발생할 수 있다. 대표적인 소화기 질환으로는 설사, 장염, 콜레라 등이 있다.

3. 화학 물질과 피부 질환

화학 물질은 산업 현장, 가정용 제품, 농약 등 다양한 경로를 통해 노출될 수 있다. 이러한 화학 물질은 피부에 자극을 주거나 알레르기 반응을 일으켜 피부 질환을 유발한다. 대표적인 피부 질환으로는 접촉성 피부염, 아토피 피부염 등이 있다.

4. 기후 변화와 열사병

기후 변화는 전 세계적으로 평균 기온이 상승하고, 극한 기후 현상이 증가하는 것을 의미한다. 이러한 기후 변화는 인간의 건강에 직접적인 영향을 미칠 수 있다. 특히 여름철 폭염은 열사병, 탈수, 심장 질환 등의 위험을 증가시킬 수 있다.

5. 중금속 오염과 신경계 질환

중금속 오염은 납, 수은, 카드뮴 등의 중금속이 환경에 유입되어 발생한다. 중금속은 신경계에 치명적인 영향을 미칠 수 있으며, 장기간 노출되면 신경계 질환을 유발할 수 있다. 대표적인 신경계 질환으로는 중금속 중독, 신경 장애 등이 있다.

'모 아니면 도'라는 각오

성명 : 유동현

성별 : 남

증상 : 아나필락틱 쇼크(알러지)

2019년 8월, 중학교 2학년 때였습니다. 학교에서 운동을 하던 중 갑자기 몸에 두드러기가 나고 얼굴이 부어오르며 목이 답답한 증상이 생겼습니다. 조금 지나면 나아지겠지 생각했지만, 두드러기는 점점 심해지고 가려움증도 생겨 보건실에 갔습니다. 보건실 선생님께서는 빨리 병원 응급실로 가라고 하시며 119에 전화해 구급차를 부르셨습니다.

구급차를 타고 응급실에 가서 각종 검사를 받았습니다. 병원에서는 '아나필락시스 쇼크'라는 진단을 내렸습니다. 응급조치로 스테로이드 및 항히스타민제, 수액 치료를 받은 뒤에야 증상이 나아졌습니다. "조금만 늦었으면 생명에 지장이 있을 수 있었다"는 말을 듣고, 입원하여 알레르기 검사와 치료를 받은 후 퇴원하였습니다.

아나필락시스는 증상이 발생한 후 빨리 처치하지 않으면 기도가 막혀 생명을 위협할 수 있는 질환이기에 희귀의약품센터에서 피하주사용 에피네프린을 처방받아 늘 책가방에 주사약을 넣고 학교에

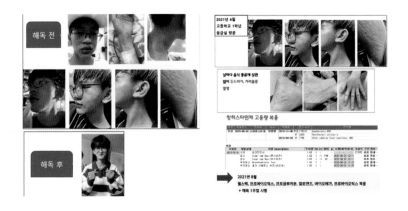

다녔습니다.

이후 2020년 9월과 2021년 6월에도 다시 아나필락시스 쇼크가 발생해 응급실에서 치료를 받았습니다. 음식 종류에 상관없이 날마다 두드러기와 가려움증 증상이 나타나 고용량 항히스타민제를 꾸준히 복용했습니다. 항히스타민제의 대표적인 부작용은 졸음인데, 알레르기 증상이 매일 생겼기 때문에 시험 기간에도 예외 없이 항히스타민제를 복용했습니다. 그래서 집에 오면 항상 잠만 자는 생활을 반복했습니다.

2021년 8월, 엄마로부터 포도씨 추출물에 대한 이야기를 들었습니다. 그것이 저를 쇼크에서 구해줄지도 모른다는 생각이 들어서, 일주일 동안 해독과 영양 프로그램을 진행하기로 했습니다. 일반적으로 성장기 청소년은 해독을 하지 않는다고 들었지만, 저는 "모 아니면 도"라는 마음으로 각오를 했습니다. 지금보다 더 나빠질 것도 없다는 생각으로 먹고 싶은 것을 참아가며 해독을 했는데, 그 과정에서 두드러기와 가려움증이 완전히 사라졌습니다.

저는 지금도 포도씨 추출물 영양제를 꾸준히 먹으며 건강하게 학교생활을 하고, 먹는 것도 아무 문제없이 잘 먹고 있습니다. 영양제를 먹은 뒤로는 알레르기로 인한 쇼크나 두드러기가 발생하지 않았습니다.

스트레스로 인한 지루성 피부염으로부터 해방

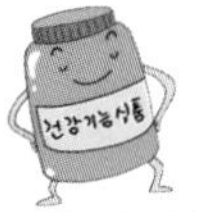

성명 : 김혜민

성별 : 여

증상 : 지루성 피부염

저는 성인 아토피가 있었지만 관리를 잘해서 외부적으로 보이는 증상은 없었습니다. 그러나 급성 장염을 겪고 나서, 장염은 주기적으로 재발한다기에 대학 친구의 소개로 건강기능식품 전문가를 만나 유산균과 오메가-3를 먹기 시작했습니다.

그 무렵 가족 중 한 분이 코로나로 인해 일을 못하게 되어, 제 월급으로 두 사람의 생활비를 감당해야 했습니다. 이로 인해 금전적인 스트레스가 생겼는데 그게 피부로 나타났습니다. 아토피를 앓는 사람은 기본적으로 다른 피부염이 생기기 쉽다고 합니다.

2022년 1월, 병원에서 '지루성 피부염' 진단을 받았습니다. 왼쪽 귀 뒤와 목부터 시작된 빨간 반점과 트러블이 점점 많아져서 왼쪽 얼굴을 뒤덮더니, 2022년 7월경엔 얼굴 전체가 곰보처럼 되었습니다. 그 후로 오른쪽 목부터 해서 뒷목과 손까지 번졌습니다. 얼굴의 증상이 심하게 올라와서 견딜 수 없을 만큼 가려웠습니다. 피부염이 심해졌다 가라앉았다 하면서 환부의 색깔이 시시때때로 달라 보이

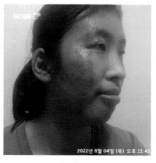
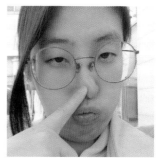

before   after

기도 했습니다. 피부는 그렇게 빨갛게 부어오르거나 검게 죽어가는 상태였습니다.

의사는 스테로이드제 연고와 약을 처방했지만, 건강에 나쁜 영향을 끼칠까봐 지속적으로 사용하지 않고 필요할 때만 사용했습니다. 그래서였는지, 병원 약과 연고는 효과가 없었습니다.

당시 재택근무를 했기 때문에 피부염이 심할 때는 외출을 자제할 수 있었습니다. 그러나 코로나 백신을 맞은 이후 심장이 약해져 마스크를 쓰는 게 불편했지만, 상처를 가리기 위해 스스로 마스크를 착용했습니다. 어쩌다 깜박하고 외출하면 세상 사람들이 다 내 얼굴을 보고 비웃는 듯한 기분까지 들었습니다. 대인기피증도 생겼고, 재택근무가 풀린 어느 날 퇴근 후 귀가하는 버스 안에서 공황발작이 갑작스레 오는 바람에 진정시키느라 진땀을 뺀 적도 있었습니다. 이 계기로 퇴사를 결정하고 세포 영양 해독을 하기로 결심했습니다.

포도씨 추출물로 해독 프로그램을 시작한 것은 2023년 4월부터

10월까지였습니다. 프로그램을 시작하자 머리가 아프고 소화불량과 통증이 나타났지만, 몸의 독소가 많은 사람들에게 나타날 수 있는 증상이라고 해서 계속 진행했습니다. 시간이 지나면서 가려움증과 통증이 줄어들고, 피부가 원래의 색으로 돌아왔습니다.

2023년 11월과 12월, 2024년 1월에도 해독을 진행했습니다. 2024년 5월 현재에도 해독을 하고, 정제된 포도씨 추출물 영양제를 꾸준히 섭취하고 있습니다.

피부염이 사라지고 얼굴빛이 밝아지니, 어머니의 반응이 가장 좋았습니다. 처음에는 만류하셨지만, 이제는 함께 영양제를 드시고 있습니다.

몇 년 전만 해도 지루성 피부염으로 대인기피증이 생길 정도로 자신감이 떨어졌지만, 이제는 만나는 사람들마다 '피부 좋다'고 칭찬을 하니 오히려 사람 만나는 일이 즐겁습니다.

화장품을 약처럼

성명 : 양지현

성별 : 여

증상 : 악건성 피부질환

직장 생활 중 어느 날 갑자기 얼굴이 견딜 수 없을 정도로 따갑더니, 피부가 생선 비늘처럼 벗겨졌습니다. 모공이 커지고 피부가 늘어져 차마 볼 수 없을 만큼 흉측해졌습니다. 화장으로 가리기에도 역부족이었습니다.

병원에 가보니 스트레스, 피부 노화, 평소 피부 관리 소홀 등이 원인이라며 의사도 달리 방법이 없다고 했습니다. 어쩔 수 없이 2주에 한 번씩 피부과에 다니며 치료받고, 스테로이드제를 먹고 연고도 지속적으로 사용했습니다.

그러던 중 동생이 식물 추출물 원료로 만든 기능성 화장품을 주며 사용해보라고 했습니다. 처음에는 화장품의 기능이나 효과에 대해 믿지 않았습니다. 당시 유명한 모 회사 제품을 사용해봤지만 전혀 도움이 되지 않아 신뢰를 잃은 상태였기 때문입니다.

"언니, 일단 한번 써봐. 써보고 좋아지지 않으면 돈 물러 줄게."

동생의 강력한 권유에 그 제안을 받아들였습니다.

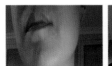

before

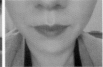

after

하지만 돈을 돌려받을 일은 없었습니다. 이틀 정도 사용했을 때, 각질이 벗겨지는 정도가 현저히 줄었고, 당기거나 조이는 증상, 쓰라림 정도가 연고를 발랐을 때보다도 빠르게 개선되었습니다. 빨간 피부도 정상적인 살색을 띠기 시작했습니다. 일주일 정도 사용했을 때 변화가 눈에 띄게 나타났고 통증도 거의 사라졌습니다.

놀랍고 신기해서 더욱 철저하게 루틴을 지키며 화장품을 사용했습니다. 클렌징과 나이트 제품을 집중적으로 사용하며 피부 재생에 힘썼습니다. 비타민 E도 함께 사용했습니다.

2020년에 이 화장품을 처음 사용한 이후로는 피부과를 찾지 않게 되었으며, 지금은 주변에서 피부가 좋다는 이야기를 듣고 있습니다.

건강수명이 중요하다

성명 : 정연희

성별 : 여

증상 : 자궁내막증

친정어머니께서 자궁내막증으로 50세에 자궁 적출 수술을 받으셨기 때문에 저도 유전적으로 자궁 질환이 걱정돼서 검진을 자주 했습니다. 실제로 몸이 피곤하거나 여행을 다녀오면 자궁 쪽 염증이 자주 발생했습니다.

그러던 중 40세에 종합검진 결과에서 자궁내막증이 발견되었습니다. 그 무렵 생리 양이 엄청 많아졌고, 생리통이 심해졌으며, 생리 양은 사나흘 정도는 오버나이트를 하고 있지 않으면 혈이 쏟아지듯이 나와서 바지가 젖을 정도로 많았습니다.

병원에서는 삽입형 피임기구를 하든지 더 심해지면 엄마처럼 자궁을 적출해야 할 수도 있다고 하였습니다.

그렇게 걱정만 하다가, 44세 봄에 같은 아파트 단지에 사는 지인 분께서 정제된 포도씨 추출물 영양 효과에 대해서 알려 주어 관심을 갖게 되었습니다. 그 분을 통해 레이 스트렌드 박사가 쓴 《(건강 수명을 늘리는) 영양의학 가이드》 책을 읽게 되었는데 정제된 포도

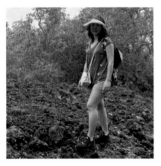 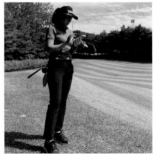

before   after

씨 추출물 섭취로 건강을 되찾은 다양한 환자들을 보며 신기했습니다. 이 책은 임상 실험을 거쳐 검증된 자료였기 때문에 신뢰를 가질 수 있었습니다.

2022년 5월, 지인의 권유에 따라 영양 프로그램을 시작했습니다. 딱히 자궁내막증 때문이라기보다 그냥 건강에 좋을 것 같아서 했는데, 종합검진을 했을 때 자궁내막증이 안 보인다고 했습니다. 기대도 안 하고 있던 터라 신기하고 기분이 정말 좋았습니다.

생각해 보니, 프로그램 실행 이후 생리 양도 다시 줄었고 생리통도 없어졌음을 느꼈습니다. 그리고 현재 자궁 쪽 질환이 모두 사라지고 항상 많았던 냉도 거의 사라진 상태입니다.

몸을 비우고 영양을 채우고

성명 : 정현주

성별 : 여

증상 : 비염, 구내염, 류마티스 관절염, 피부 가려움, 발톱무좀, 피부건선,

심한 부종, 만성 두통

어릴 때부터 잔병치레가 많았다. 이유 없이 붓고 피곤하며, 어떤 날은 눈이 미친 듯이 가렵고, 두통이 심하고, 거의 날마다 변비로 고생했다. 수시로 가려움증이 올라왔고, 원인도 모른 채 화장도 못하고 음식도 함부로 먹지 못했다. 이런 증상들로 인해 일상생활이 뒤죽박죽되었다.

병원에 가봐도 진통제, 연고, 항생제, 히스타민제만 처방받았다. 번갈아 가며 먹는 약들이 많다 보니 그로 인해 다른 증상들이 나타나 힘들었다. 약을 계속 먹을 수도, 끊을 수도 없는 상황에서 하루하루를 보냈다. 그래도 생계를 위해 자영업을 계속했고, 경제적으로 힘들어질 때는 몸에 나타나는 증상들에 신경 쓸 여력조차 없었다.

가장 심했던 증상은 비염과 피부 가려움증이었다. 비염은 너무 심해서 아침마다 이비인후과에 가서 코세척을 해야 겨우 버틸 수 있을 정도였다. 하루에 생리식염수 1,000ml 5통을 써야 겨우 코로 숨을 쉴 수 있었다.

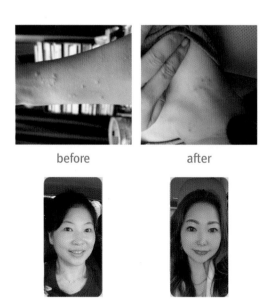

before   after

그렇게 불편하게 일상을 보내면서도 '이게 다 내 탓이려니, 내 체질이 문제려니' 하고 내가 건강해질 수 있다는 생각은 해본 적이 없었다. 몸은 시간이 흐를수록 점점 늙고 병들어 가는 것이라는 게 나의 상식이었다. 그래서 비만이 되지 않기 위해 밥을 조금 덜 먹는 정도가 내가 할 수 있는 노력의 전부였다.

그러다가 영양의 중요성을 깊이 알게 되는 계기가 생겼다. 멀쩡한 곳 하나 없는 내 건강 상태를 염려한 지인이 포도씨 추출물에 대해 알려주면서, 몸속에 영양부터 채워야 한다고 강조했던 것이다. 음식만으로는 몸에 필요한 영양을 채우기에 부족하니 영양제가 필요하다고 했다. 그래서 몸속의 염증을 비우고 영양을 채우기로 했다.

1일째, 2일째는 아무 생각 없이 해독을 진행했다. 3일째 되는 날 아침, 콧속이 꽉 차면서 계속 콧물이 나왔다. 4일째 되는 날은 평소와 같은 시간에 일어났지만, 평소와 달리 피곤함 없이 가뿐했다. 5일째에는 신기할 정도로 쾌변을 보고 하루 종일 기분이 좋았다. 평소 지끈지끈하던 두통도 사라지고 눈두덩이의 붓기도 없어져 컨디션이 좋았다. 7일째에는 아침에 일어나면 뻣뻣하던 손가락 관절이 부드러워져서 몇 년간 쉽지 않았던 젓가락질도 수월하게 했다.

일주일간의 이러한 변화가 너무나 신기해서, 당장 가족들에게 전화를 걸어 포도씨 추출물 영양제로 같이 해독을 하자고 했다. 가족들도 내 상태를 보더니 반색하며 함께 해독 프로그램에 참여했다. 이제는 '세상에서 가장 건강한 가족이 되는 길'을 찾은 기분이다.

장 해독과 혈관 해독 이후
두렵지 않은 햇빛

성명 : 김윤영

성별 : 여

증상 : 햇빛 알레르기

사회 초년생으로 직장 생활을 하던 20대 중반 어느 날, 갑작스럽게 얼굴 피부가 붉어지고, 건조하고, 따가운 증상이 나타났다. 하루가 지나자 증상이 더욱 악화되어, 콧대가 묻힐 정도로 심하게 붓고 가려움증과 따가움이 동반되었다. 얼굴 전체가 벌에 쏘인 듯했다.

동네에서 약 처방이 좋다고 소문난 피부과를 찾았더니 '햇빛 알레르기'라고 했다. 피부에 자극이 갈 수 있는 클렌징 제품은 되도록 사용하지 말고 물 세안이나 차가운 우유 세안으로 피부에 자극을 주지 말라고 했다. 그리고 먹는 약과 스테로이드제 연고를 처방해주었다. 그 약과 연고를 며칠 동안 먹고 바르자 언제 그랬냐는 듯 얼굴이 회복되었다.

그러나 몇 달이 지나 기온이 높아지는 계절이 오자 다시 피부가 당기고 부어올랐다. 다시 피부과에 갔고, 약과 연고를 처방받았다. 약과 연고의 효과를 확실히 보았기 때문에 당연하게 피부과를 찾았고, 매번 이런 일이 반복되었다.

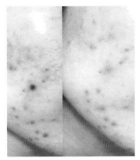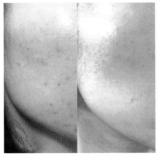

before   after

　그런데 문제는, 시간이 지나면서 피부가 마른 나무껍데기처럼 거칠어졌다는 것이었다. 속은 심하게 건조하고 겉은 유분기로 번들거렸다. 종기만큼 심각한 여드름과 각종 트러블이 생겼고, 그것을 손으로 건드리는 바람에 하나둘 흉터가 생겼다. 늘 내 가방 속에는 기름종이가 두툼하게 들어 있었다.

　이대로는 안 되겠다 싶었다. 그래서 백화점, 약국, 피부과 등에서 판매하는 피부질환 전문 제품을 사용하기 시작했다. 그러나 처음에는 조금 나아지는가 싶다가도 기온이 높아지면 어김없이 피부 상태가 엉망이 되었다. "햇빛 알레르기는 평생 친구라고 생각하세요"라는 의사 선생님의 말씀이 맞는 것 같았다.

　그러다가 2015년에 직장 동료를 통해 한 회사의 제품을 알게 되었다. '화장품은 거기서 거기'라고 생각했지만, 혹시나 하는 마음에 식물성 추출물이 들어 있다는 제품을 꾸준히 사용해 보기로 했다. 그리고 피부도 몸속 내부 환경을 깨끗하게 해주면 더 큰 도움을 받을 수 있을 것 같아 장 해독과 혈관 해독을 위해 한 달 영양 프로그램을 실행하기로 했다. 이후 정제된 추출물이 들어 있는 영양제와 화장품을 꾸준히 사용했다.

그렇게 한 해 두 해가 지났고, 2024년인 지금 돌아보니 트러블로 피부과에 가지 않은 기간이 7~8년 정도 되는 것 같다.

놀랍게도 지금은 피부 미인이라는 소리도 많이 듣고, 피부 관리를 어떻게 하는지 만나는 사람마다 물어본다. 하지만 딱히 관리하는 것은 없다. 단지 충분한 영양 섭취와 식물성 추출물이 들어 있는 제품을 꾸준히 사용하고 있을 뿐이다.

영양 해독 프로그램으로 바꾼 체질

성명 : 고은애

성별: 여

증상 : 갑상선 기능 저하증으로 인한 체력 고갈과 피곤함

7년 전쯤 저는 갑상선 기능 저하증 진단을 받고 약 처방을 받아 2년 동안 하루도 빠짐없이 스테로이드 호르몬제를 먹었습니다.

이후 병원을 바꿨는데, 의사 선생님께서는 '갑상선이 비대해져 있기 하지만 약을 복용하기보다는 주기적으로 검사하면서 추이를 보자'고 하셨습니다. 대신 피곤한 일이나 스트레스를 피하고 운동을 많이 하라고 하셨습니다.

갑상선 기능이 저하돼 있다 보니 피곤함을 많이 느꼈으며, 퇴근하고 집에 가면 지쳐 쓰러져 자기 바빴습니다. 제가 자는 모습을 자주 보는 엄마는 '애가 바닥에 붙어 늘어져 있는 것을 보면 도저히 깨울 수가 없다'며 걱정이 된다고 했습니다. 특히 날씨가 더운 여름에는 더욱 기력을 못 찾았고, 출근해서도 기운이 없어서 책상에 엎드려 누워 있기만 한 날이 많았습니다. 여름이면 만사가 귀찮고 짜증이 났습니다.

그러다가 2022년 교회 언니가 힘들어 하는 저를 보며 영양제를

추천해주었습니다. 저는 식품영양학과를 졸업하고 10년 넘게 병원에서 영양사로 근무하고 있으면서도 영양제를 먹어본 적이 없었습니다. 음식으로는 영양이 부족하다는 것은 느끼면서도 굳이 더 먹어야 된다는 생각은 하지 못했습니다.

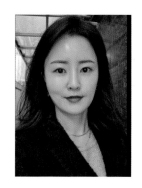

그런데 교회 언니는 15년 전 처음 만났을 때보다 지금이 더 건강하고 젊어 보였습니다. 믿고 신뢰하는 언니라 추천해 주는 영양 해독 프로그램을 한 달 동안 진행했습니다. 이후 아침에 일어나는 것이 쉬워지고 알람 소리가 들렸습니다.

그 해에는 더운 여름에도 이상하게 몸이 피곤하지 않았고 오히려 가벼운 느낌이 들었습니다. 몸에 직접 느껴지니까 포도씨 추출물 영양제를 꾸준히 챙겨 먹게 되었습니다. 그리고 신기하게도, 매년 돌아오는 여름을 힘들지 않게 보내고 있습니다.

예전에 한의원에 가면 제 체질에 대해, '여름에는 심장이 약하고 기가 약하다', '여름에 힘이 없을 거다', 이렇게 말했는데, 체질이 바뀐 것인지 지금은 힘들지 않게 여름을 나고 있습니다.

또 전반적으로 체력이 좋아졌음을 느낍니다. 웬만해서는 쉽게 지치지 않고 피로감이 훨씬 덜해서 활력 있게 지내고 있습니다. 무엇보다 더 이상 갑상선 기능 저하증 약을 먹지 않아도 되어 감사할 따름입니다.

224

각질이 벗겨진 자리에 남은 깨끗한 새 살

성명 : 박주현

성별 : 여

증상 : 심한 목주름, 색소침착

목주름이 너무 심해 늘 고민이었습니다. 더군다나 얼굴 곳곳에 거무스름한 색소가 침착되어 파운데이션을 수시로 덧발라도 커버가 안 될 정도였습니다.

그러던 중 포도씨 추출물이 들어간 화장품을 알게 되어 사용하기 시작했고, 토너를 듬뿍 충분히 뿌렸더니 3일 정도 지나면서부터 변화가 나타났습니다.

깨끗이 클렌징을 마친 피부에 식물 영양이 들어간 토너를 하루에 1/5통씩 수시로 뿌렸습니다. 처음에는 따끔따끔하고 뭔가 찌르는 듯한 느낌이었습니다. 5일 정도 지나자 그 강도가 점점 심해졌고, 10일 정도 지날 때부터는 화끈거리는 듯한 열감이 있었습니다. 피부를 손으로 만졌을 때 거칠거칠한 느낌도 났습니다. 주름이 심해서 늘 신경 쓰이던 목의 반응이 특히 심했습니다.

하지만 그만두지 않고 꾸준히 토너를 뿌렸고, 작은 통에 나눠 담아 가지고 다니면서 열감이 느껴질 때마다 뿌렸습니다. 2주 정도 지나

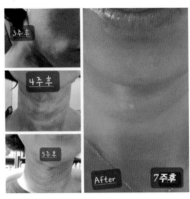

before   after

자 얼굴과 목에서 피부 각질이 때처럼 일어나면서 벗겨졌습니다. 각질
이 벗겨진 자리는 새살처럼 부드럽고 깨끗하게 변했습니다. 이런 현상
이 계속 반복되었습니다. 일부러 벗기지 않아도 샤워할 때나 세안할
때 아프거나 쓰라림이 전혀 없이 계속해서 각질이 벗겨졌습니다.

　이렇게 한 달이 지나고 나니 몰라볼 정도로 목주름이 사라졌고,
얼굴 피부도 깨끗해졌습니다. 더불어 얼굴이 작아 보이는 효과도 있
었습니다. 지금도 식물 추출물이 들어간 토너를 계속 사용하고 있지
만, 처음처럼 각질이 많이 일어나거나 하지는 않고 깨끗한 피부가 유
지되고 있습니다.

여드름 없이 깨끗한 얼굴로 변신

성명 : 강태현

성별 : 여

증상 : 스테로이드로 인한 성인 여드름

2016년부터 네 차례 안면 마비가 왔고, 이로 인해 신경계 치료 목적으로 고용량의 스테로이드를 섭취했습니다. 스테로이드 부작용으로 살이 찌고, 신경이 예민해지고, 피부 트러블이 생겼으며, 위경련도 니타났습니다. 스테로이드의 부작용은 생가보다 훨씬 다양하고 심했습니다.

그중에서 저를 가장 힘들게 한 건, 온 얼굴을 뒤덮은 화농성 여드름이었습니다. 얼굴 전체에 올록볼록 올라온 커다란 여드름 종기 때문에 표정이 바뀔 때마다 아팠습니다. 또 안면 마비 후유증으로 얼굴 근육이 부자연스러워져서 표정도 부자연스러웠습니다. 평소에 꾸미는 걸 좋아하고 미에 관심이 많았던지라 흉측하게 변한 얼굴이 너무나도 스트레스였습니다.

피부과에도 가봤지만 태생적으로 피지 분비가 거의 되지 않는 건조한 피부였기 때문에, 화농성 여드름을 잠재울 피지 분비 억제 치료제를 쓸 수가 없다고 했습니다. 그래서 이미 올라온 여드름 하나하

나에 주사를 맞고 물리적
인 치료만 진행했습니다.

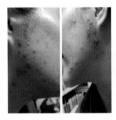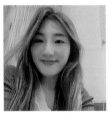

before   after

2019년 12월 29일,
영양 해독 프로그램을 알
게 되었고, 28일 동안 영
양 프로그램을 진행했습니다. 화농성 종기가 가득한 피부에 포도씨
추출물과 비타민 E를 섞어서 바르고 자면 아침에는 성나 있던 종기
가 확연하게 줄어들었습니다. 하지만 저녁이 되면 다시금 종기가 심
해져서 정제된 포도씨 추출물과 비타민 E를 바르고 잠자기를 반복
했습니다

한 달간의 프로그램이 끝나고 2020년 1월 22일, 얼굴 사진을 찍
어서 처음과 비교해 보니 화농성 여드름의 종기가 눈에 띄게 작아져
있었습니다.

이후에는 충분한 영양 섭취와 식물 추출물이 듬뿍 들어 있는 리무
버와 클렌징으로 세안하고 토너, 세럼, 나이트크림을 듬뿍 바르고 잤
습니다. 3개월이 지난 사진에는 여드름 상처로 인해 남은 검붉은 자국
과 패인 흉터 자국들이 눈에 띄게 옅어져 다시 피부가 좋아졌습니다.

그로부터 또다시 4년이 지난 지금까지도 성인 여드름으로부터
완전히 해방되어 깨끗한 얼굴을 유지하고 있습니다.

사람들을 만나서 과거 여드름이 가득한 사진을 보여주면 믿지
못할 만큼, 지금은 피부가 많이 좋아졌습니다.

해독 프로그램 후 다시 태어난 피부 미인

성명 : 김현서

성별 : 여

증상 : 화농성 여드름으로 인한 피부염증

해독하기 전 제 몸 상태는 항상 부어 손가락이 잘 접히지 않았고, 손발 저림이 심했습니다. 만성 피로로 인해 무기력증에 시달리며 항상 누워만 있었습니다. 무언가를 해야겠다는 의욕조차 생기지 않았습니다. 게다가 원인을 알 수 없는 염증성 여드름이 얼굴을 뒤덮고 목까지 번져, 가렵고 따가운 화농성 염증으로 변해 갔습니다.

염증이 심하다 보니 얼굴을 긁거나 만지면서 흉터가 크게 생겨 스트레스를 받았습니다. 병원에서도 약을 처방받는 것 외에는 특별한 치료 방법이 없었고, 약을 먹어도 잠깐 좋아졌다가 끊으면 다시 재발하는 일이 반복되었습니다. 피부관리숍을 다녀도 일시적으로 잠깐 좋아질 뿐 더 나아지지 않았고, 오히려 더 심각한 염증성 여드름이 생겼습니다. 또한 만성 변비로 일주일에 한 번 정도만 배변을 했습니다.

그즈음 이모의 권유로 세포에 영양을 채워준다는 해독 프로그램을 체험하게 되었습니다. 해독 중에 저는 이상할 정도로 잠만 잤습니

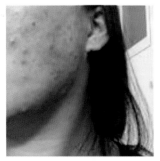 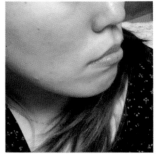

before   after

다. '장시간에 걸쳐 나빠진 세포들이 점점 바뀌고 건강해지면서 생기
는 반응'이라는 설명을 듣고 나서야 마음 편하게 해독을 진행할 수
있었습니다.

원래 장이 좋지 않아 변비가 심했는데, 해독 중에는 오히려 변비가
더 심해져서 전혀 배출하지 못한 채 일주일을 보냈습니다. 그러나 8일
째부터 조금씩 변을 보기 시작했고, 한 달 동안 변비와 설사를 반복했
습니다. 그러나 이렇게 비운 후에는 만성 변비가 완전히 해결되었습니
다. 손발 저림도 완전히 없어지고, 뭔가를 해야겠다는 의욕이 생겨서
운동을 병행했더니 체중이 20kg 정도 빠졌습니다. 피부 염증도 점점
줄어들어 이제는 염증성 피부에 대한 두려움이 없어졌습니다.

해독 전에는 여드름 상처가 많이 생기고 재생이 더뎌 피부가 검
붉은 빛을 띠었는데, 피부 재생이 원활해지면서 점점 피부색이 밝아
지는 것을 느꼈습니다. 이제는 피부 톤이 투명하고 촉촉해졌습니다.

해독 후 항산화 기초 화장품을 사용하기 시작하면서 피부가 놀

라울 정도로 달라지기 시작했습니다. 해독 후 염증은 가라앉았지만, 속에 박혀 있던 좁쌀 여드름과 요철이 쉽게 가라앉지 않아서 관리를 시작했습니다. 처음에는 리무버 사용 후 세럼을 바를 때 따갑고 화끈거렸지만, 꾸준히 사용하면서 그런 증상은 사라지고 톤이 밝아지며 모공이 줄어들고 요철 부분이 많이 부드러워졌습니다.

화이트닝 계열의 세럼과 모이스처 크림을 사용할 때 처음에는 피부 알레르기처럼 가려워서 사용하지 못했는데, 꾸준히 관리한 후 다시 사용하니 가려움이 사라지고 피부가 촉촉해지면서며 화이트닝 효과도 확인할 수 있었습니다. 보습과 동시에 노폐물과 피지를 닦아 준다는 천연 항산화 클렌징 제품을 사용한 후에는 좁쌀 여드름과 요철을 거의 잠재울 수 있었고, 피부에 인위적인 광이 아닌 건강한 광이 도는 것을 확인할 수 있었습니다.

요즘은 '피부 미인'이라는 소리를 들을 정도로 좋아져서 매우 기분이 좋습니다.

굳어가던 폐가 다시 숨을 쉰다

성명 : 권향숙

성별 : 여

증상 : 간질성 폐질환 및 폐섬유화, 약물 치료에 의한 부작용(쿠싱증후군)

2009년 1월, 감기가 심해 입원 치료를 받던 중 폐렴 진단을 받았습니다. 항생제 치료 후 퇴원하였으나 증상이 호전되기는커녕 점점 심해져서 기침과 호흡곤란 증상까지 나타났습니다. 동네 병원에서는 안 될 것 같아 상급병원 진료 의뢰서를 받아 더 큰 병원으로 갔습니다. 병원에 입원해서 여러 가지 검사를 받았지만 딱히 병명이 나오질 않았습니다.

병명을 찾기 위해 더 세밀한 검사를(수술적 검사) 받았습니다. 그렇게 힘들게 해서 알아낸 병명은 '간질성 폐질환 및 폐섬유화'였습니다. 이 병의 원인이 무엇인지 처음엔 알 수 없었으나, 사회적 이슈가 된 가습기 살균제가 원인이라는 사실을 곧 알게 되었습니다.

이 병은 폐가 굳어가는 병이라고 했습니다. 처음 이 병명을 진단받았을 때, 제 몸속 폐 기능은 42%밖에 작동하지 않는 상태였습니다. 딱히 치료법도 없어서, 통증을 줄이고 폐가 더 굳어가는 걸 방지하는 선에서 스테로이드제(마약성 진통제), 면역억제제 등의 약물 치료가 최선이었습니다.

그 약을 8년이라는 시간 동안 복용했습니다. 점점 폐의 기능도 떨어지고 몸도 약해져 갔습니다. 약물 부작용으로 신장, 간 등의 염증 수치들이 치솟고 몸은 망가질 대로 망가져 버렸습니다.

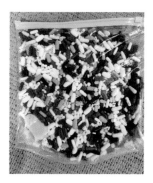

복용했던 약

'그냥 이렇게 살아야 하나 보다' 생각하고 포기한 채 지낼 무렵, 포도씨 추출물 영양제를 소개받았습니다. 자세히 알지는 못했지만 좋다는 말을 믿고 2023년 1월 포도씨 추출물 영양 요법을 시작했습니다.

시작하고 나시 3개월쯤 지났을 때 몸에 변화가 오는 걸 느꼈습니다. 발병 이후 2개월마다 정기검진을 가는데, 그 동안 한 번도 잡히지 않았던 염증과 간, 신장 수치가 변하기 시작한 것입니다.

지금은 영양제를 먹은 지 1년 5개월이 되었습니다. 제품을 먹으면서 몸이 점점 더 좋아지는 걸 느껴 올해 1월에 정기검진을 받았는데, 약 때문에 생겼던 부작용 수치들이 모두 정상으로 돌아왔고 대학병원에서 처방해주던 약의 양도 1/3로 줄었습니다.

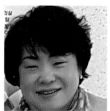

before   after

아이들은 여러 가지 질병에 취약하다. 그중 아토피와 알레르기 질환은 흔하게 발생하는 문제로 아이들의 생활에 큰 영향을 미칠 수 있다. 아토피는 피부의 염증성 질환으로, 주로 건조하고 가려운 피부 증상이 나타난다. 알레르기는 특정 물질에 대한 면역체계의 과민 반응으로 음식, 꽃가루, 먼지 등이 원인이다.

1. 아토피

아토피는 피부가 건조해지고 가려움증이 심해지는 만성 피부 질환이다. 주로 영유아기에 시작되며, 유전적 요인과 환경적 요인이 복합적으로 작용하여 발생한다. 아토피 피부염을 예방하고 관리하기 위해서는 피부를 촉촉하게 유지하는 것이 중요하다.

2. 알레르기

알레르기는 특정 물질에 대한 면역 체계의 과민 반응으로 발생한다. 음식 알레르기, 꽃가루 알레르기, 먼지 진드기 알레르기 등이 대표적이다. 알레르기 반응은 피부 발진, 두드러기, 호흡 곤란, 아나필락시스 쇼크 등 다양한 증상으로 나타날 수 있다. 알레르기 예방을 위해서는 원인 물질과 접촉하지 않는 것이 가장 중요하고, 음식 알레르기의 경우 식품 라벨을 잘 확인해서 알레르기 유발 식품을 피해야 한다.

완치가 없다면 철저한 관리가 최선

성명 : 김재희

성별 : 여

증상 : 아토피, 알레르기

막내딸이 7살 때부터 환절기와 여름만 되면 다리 뒤쪽으로 알레르기와 아토피 증상이 심하게 나타났습니다. 다리 전체가 열이 나고 상처가 생기고, 심지어 피가 나기도 했습니다. 옷이 닿기만 해도 쓰라리고 아파서 많이 힘들어했습니다.

매번 병원에 가서 스테로이드제를 처방받고 발랐지만, 일시적으로만 증상이 호전되었고 약을 중단하면 다시 악화되었습니다. 딸아이는 약을 바를 때마다 따가워하며 싫어했으나 어쩔 수 없이 사용해야 했습니다. 하지만 장기적으로 스테로이드제를 사용하는 것이 좋지 않다는 것을 알았기에 다른 방법을 찾고자 했습니다.

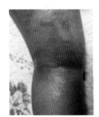 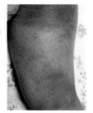 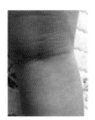 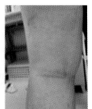

before   after

그러던 중 정제된 포도씨 추출물 제품을 알게 되었습니다. 처음에는 반신반의하며 먹이기 시작했습니다. 하지만 꾸준히 포도씨 추출물을 먹이고, 바디 제품과 식물 추출물이 함유된 토너, 나이트 젤로 진정시키는 방법을 병행했습니다. 놀랍게도 짧은 기간 안에 딸아이의 피부가 눈에 띄게 좋아지기 시작했습니다.

그리고 지금까지 잘 관리되고 있습니다.

더 이상 병원에 올 필요가
없다고 합니다!

성명 : 임경미

성별 : 여

증상 : 알레르기 체질 완화, 성 조숙^(딸)

어릴 적부터 잔병치레가 많았던 큰딸 덕분에 포도씨 추출물의 중요성을 알게 되었습니다.

큰딸은 아기 때부터 심각한 비염으로 코피와 만성 두드러기가 일상이었습니다. 선천성 '전이개누공'이 있었는데, 30개월에 염증이 생겨 3개월 넘도록 항생제를 복용했습니다. 너무 어려서 어쩌지 못하다가, 36개월에 전신 마취를 하고 전이개누공 제거 수술을 했습니다. 그때 이후 아이의 면역력이 더욱 나빠졌는지, 1년에 두세 번씩은 병원에 입원했습니다.

2019년 1월, 아이가 일곱 살이 되면서 손바닥에 가려움증을 동반한 작은 수포가 나타났습니다. 피부과에서는 한포진이라고 진단했고, 원인은 정확히 알 수 없으나 면역력이 떨어져서 그럴 수 있다면서 스테로이드 연고를 처방해 주었습니다. 그게 전부였습니다. 답답한 마음에, 몸속 염증 제거와 면역력 증진을 위해 한의원을 찾았고, 한약을 6개월간 복용하면서 한방 치료를 병행했습니다. 그런데 갑자기 가려움증이 온몸으로 퍼지면서 심해져 수포까지 생겼습니다.

나아지겠지 하며 시간을 보내다가 7개월째 병원을 찾아가 피부 조직 검사를 받았고, '화폐상습진'이라는 진단을 받았습니다. 진단 후 바로 스테로이드 약과 주사를 처방받았으나 효과는 일시적이었고, 심각한 부작용으로 체중이 갑자기 늘었으며 아이 몸 전체에 굵고 검은 털이 나기도 했습니다. 일곱 살이라 스테로이드를 장기 복용하기 힘들었기 때문에, 같은 효과를 낸다는 면역억제제를 복용하기 시작했고, 스테로이드가 많이 함유된 연고를 번갈아가며 사용했습니다. 1년 6개월 동안 치료를 했지만 좋아졌다 나빠졌다를 반복할 뿐 완치되지 않았습니다.

그러다 우연히 2020년 7월 포도씨 추출물이 좋다는 말을 들었습니다. 큰 기대는 없었지만, 지푸라기라도 잡는 심정으로 영양 요법을 시작했습니다. 포도씨 추출물과 유산균, 식이섬유, 비타민 등을 꾸준히 먹이면서 집에서 사용하는 샴푸, 컨디셔너, 샤워젤 등도 보습력이 좋다는 제품으로 모두 바꿨습니다. 염증이 심한 곳에는 포도씨 추출물과 비타민 E를 섞어서 팩처럼 올려놓기도 했습니다.

그렇게 건강 요법을 시작한 지 5개월째에 면역억제제를 두 알에서 한 알로 줄였고, 6개월째(2020년 12월)에는 면역억제제를 완전히 끊었습니다. 면역억제제를 끊긴 했지만, 약을 계속 끊어도 되는지 염려스러워, 6개월마다 분당서울대병원에서 정기 검진을 하며 상태를 체크했습니다.

그리고 2022년 7월 11일! 화폐상습진 발병 4년, 영양 요법을 시작한 지 2년 만에 드디어 "병원에 올 필요가 없다"는 말과 함께 완치 인정을 받았습니다. 2024년 5월 말 현재, 딸아이는 약 없이도 예쁜 피부 상태를 유지하면서 잘 지내고 있습니다. 비염 증상도 많이 좋아져서 겨울에 가습기 없이 생활하고 있습니다.

건강 요법을 하면서 큰 도움을 받은 또 다른 한 가지는 '성 조숙' 문제였습니다. 스테로이드제를 많이 먹어서 그런지 아홉 살 생일(만 8세)이 지나면서 가슴에 멍울이 생겼습니다. 이후 성장 발육에 장애가 생길까 봐 걱정이 많았습니다. 그래서 2021년 5월부터 3~6개월마다 성장을 체크해왔는데, 2024년 2월 5일 마지막으로 방문한 병원에서는 "성 조숙으로 이어지지 않고 지금까지 너무 잘 관리해왔다"고 칭찬을 받았습니다. 그리고 "이제 성 조숙을 걱정할 범위에서 벗어났으니 병원에 안 와도 된다"고 진단을 받았습니다. 이렇게 성장 부분도 이상 없이 마무리할 수 있었습니다.

죄책감에서 벗어나 다시 행복하게

성명 : 최재은

성별 : 여

증상 : 골간단 연골 형성 이상(아들)

저의 아들의 질병은 유전 질환으로, 18개월 때 발견되었습니다. 걸음걸이가 이상하여 병원을 찾는데 '골간단 연골 형성 이상'이라는 병명을 진단받았습니다. 이 질병은 엄마인 저와 같다고 하시는데, 그 말씀에 마음이 너무나 무거웠습니다. 처음 병명이 나왔을 때 의사 선생님은 엄마인 나로부터 유전된 것이라며, 전 세계에 없는 희귀질환으로 저와 아이뿐이라고 하셨습니다. 그 말씀을 듣는 순간 가슴이 무너지는 것 같았습니다.

그러면서, 30년 전 제가 어릴 적에는 고칠 수 있는 방법이 없었지만, 지금은 성장판 클립 시술을 만 7세 정도에 하면 뼈가 성장을 하면서 자연스럽게 펴지는 방법도 있다고 하셨습니다. 100%로 완치는 없고 70~80% 가능성만을 말씀하셨습니다. 그렇게 저는 아이가 얼른 자라서 일곱 살이 되기만을 기다렸습니다.

저의 아들은 이전부터 어린이 종합영양제를 매일 1정씩 꾸준히 먹으며 면역 관리에 많은 도움을 받고 있었습니다. 또 포도씨 추출

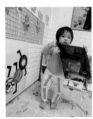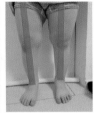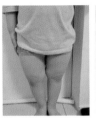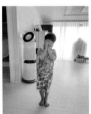

before   after

물이 들어있는 영양제가 비염에 좋다는 얘기를 듣고 2019년 9월 정도부터 그 영양제도 먹이기 시작했습니다. 1년 반 정도 먹였더니 정말로 비염이 많이 좋아졌습니다. 그래서 그 후로도 아이에게 꾸준히 제품을 먹이고 있었습니다.

혹시 하는 마음으로 성장하는 기간 동안 무엇이라도 도움을 주고 싶어서 이때부터 다른 영양제들을 구성하여 추가로 먹였습니다. 매일 종합영양제 3정, 칼슘과 마그네슘 2정, 정제된 포도씨 추출물로 만들어진 비타민 C 4정, 오메가-3 2정, 프로바이오틱 1포, 순수단백질 셰이크를 2스푼씩 하루 2회 꾸준히 주었습니다.

처음에는 또래 친구들보다 튼튼하게 잘 큰다는 느낌이 들었습니다. 그런데 2년 정도 먹였을 때 벌어졌던 다리가 펴진 느낌이 들었고, 아이의 질병에 도움이 되는 것 같아 뼈 건강에 도움이 된다는 칼슘과 마그네슘이 1:1 비율로 들어있는 제품의 양을 조금 더 늘렸습니다. 그리고 또 1년 후 다리가 더욱 곧게 펴지면서 무릎과 무릎이 붙었고, 병원에서도 휘어졌던 뼈가 자라면서 펴졌다고 하였습니다. 결국 만 7세를 기다리는 시간 동안 영양으로 자연스럽게 완치할 수 있게 되었습니다.

시술을 하기 위해서 아이가 7세가 되기를 기다렸는데, 아이가 7세가 되니 시술할 일이 아예 없어졌습니다. 병원에서도 시술은 안 해도 되고 정기검진만 해보자고 했습니다. 희귀질환이라 치료 방법이 막막했는데 이런 결과를 얻고 보니 기적을 경험한 기분이었습니다.

물론 그 시간을 마냥 기다릴 수도 있었겠지만, 시술 이전에 엄마로서 해줄 수 있는 것을 찾아 무엇이든 해주려고 했던 저의 노력과 정성이 이런 결과를 만들어낸 것은 아닌가 싶습니다. 좋은 영양제를 만나 최고의 결과를 얻어서 무거웠던 마음이 한결 가벼워졌습니다.

세포 해독으로 되찾은 아들의 웃음

성명 : 강현주

성별 : 여

증상 : 청소년 화농성여드름

새까맣고 맨질맨질하던 아들의 얼굴에 2020년 중학교 입학 무렵부터 여드름이 올라오기 시작했어요. 처음에는 청소년기에 흔히 나타나는 여드름이라고 대수롭지 않게 생각했지만, 한 학년 한 학년 올라갈수록 점점 늘어나더니 나중에는 여드름이 온 얼굴을 뒤덮었습니다. 그때가 마침 코로나 때라서 아이는 항상 마스크를 쓰고 학교며 학원을 다녔는데, 화농성 여드름이 온 얼굴을 뒤덮자 얼굴을 가리려고 일부러 더 마스크를 쓰고 다녔던 거 같아요.

아들은 어딜 가도 마스크를 벗지 않았고 누가 마스크를 만지기라도 하면 평소 순하던 아들이 엄청 신경질을 내는 거예요. 나중에 얘기를 들어봤더니 친구가 마스크를 건드려서 여드름이 터진 피와 고름이 마스크 밖으로 새어나오는 일이 있었다고 하더라고요. 친구들은 웃고 놀리면서 넘어갔지만, 아들은 혼자서 엄청나게 스트레스를 받았던 모양입니다. 그렇게 여드름 하나로 대인관계 스트레스까지 받는 상황이 오더라고요.

하루는 대화 중에 '꿈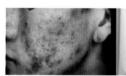
이 뭐냐'고 물었더니 '피
부 좋아지는 게 평생의
소원'이라는 거예요. 생각

before   after

지도 못한 답변에 너무 놀랐고 미안했어요. 그래서 피부과 치료를 받
고 싶다는 아들의 소원대로 월 88만 원을 주고 피부과 여드름 프로
그램을 등록했습니다. 병원에서는 한 번의 프로그램으로 치료가 되지
않을 수 있다고 했지만 아이의 밝은 성격과 웃는 얼굴을 찾을 수 있다
면 몇 백만 원이 들더라도 상관없다는 생각이었습니다. 그렇지만 억
지로 찌르고 짜내는 고통에 아들은 매번 말없이 눈물을 흘렸고, 독한
약을 먹으면서 치료를 받는 두 달 동안, '이게 맞는 건가'라는 회의가
들었습니다. 더욱이 피부과 치료로 달라지는 것을 크게 느낄 수가 없
었어요. 그래서 아들과 의논 후 피부가 치료를 중단했습니다.

그러던 어느 날, 친정 엄마와 언니가 집에 왔다가 아들의 얼굴을
보게 된 거예요. 언니는 '네 얼굴이 저렇게 아파도 아무것도 하지 않
을 거냐'면서 화를 냈어요. 그러고는 아들을 눕히더니 본인이 가지고
있던 정제된 포도씨 추출물을 빻아서 토너에 섞은 뒤 아들의 얼굴에
발라주었어요.

처음에는 이모가 하니까 어쩔 수 없이 누워 있었는데, 시간이 30분
쯤 지났을까 세수를 하고 났을 때 저도 아들도 깜짝 놀랐습니다. 곪아
서 터지기 직전이던 여드름이 꾸들꾸들 말라 있고 전체적으로 여드름

의 붉은 기가 가라앉아 있었어요. 먹는 걸 바른다 해서 반신반의했는데 어떻게 한 번만에 이렇게 달라질 수 있는지 이해가 되질 않더라고요.

'그게 뭐든지 간에 이 정도로 달라질 수 있다면 해야겠다. 한 달에 백만 원 가까운 피부과도 다녔는데.'

이런 심정으로 언니에게 어떻게 하면 좋은지 물어봤고, 정제된 포도씨 추출물이 포함된 영양제로 세포 해독을 하면 더 빠르게 도움을 받을 수 있다는 말을 들었습니다.

하지만 아들이 학교 생활을 하면서 해독을 하기가 힘들다고 하여 포도씨 추출물 영양제를 먹고 항산화 화장품을 바르기로 했습니다. 그리고 정제된 포도씨 추출물과 비타민 C가 결합된 영양제를 갈아서 토코페롤과 섞은 뒤 화농이 심한 부위에 얹어 여드름을 관리해 나가기 시작했습니다.

포도씨 추출물 프로그램을 하면서 무엇보다 좋았던 건, 아들이 힘들어하거나 눈물을 보이지 않았던 점입니다. 그렇게 일주일이 채 안 되어, 화농이 눈에 띄게 가라앉고 얼굴 톤이 맑아지면서 울퉁불퉁하던 피부의 결이 제 모습을 찾아갔습니다.

얼굴 피부가 좋아진 지금은 영양제를 빼먹거나 팩을 하자고 했을 때 말을 안 들을 때도 있지만, 얼굴에 다시 여드름이 올라오겠다 싶으면 자기가 먼저 팩 해달라고 하더라고요. 마스크를 벗고 친구들과 어울리면서 환하게 웃는 아들의 얼굴을 볼 때마다 지금도 너무나 놀랍고 신기하고 감사합니다.

건강하게 낳지는 못했지만
건강하게 키웠습니다

성명 : 김미선

성별 : 여

증상 : 아토피 & 알레르기

2012년에 딸아이를 출산했는데, 태어날 때부터 태열이 심하더니 각종 알레르기 반응이 나타나기 시작했습니다. 모유 수유와 이유식을 하면서 테스트한 결과, 유제품과 생선, 견과류에서 모두 심각한 알레르기 반응이 나왔고, 인공 향료와 색소, 털 있는 과일에도 알레르기 반응이 나타났습니다. 그 외에도 표고버섯, 고사리, 토란 등 일일이 나열하기도 힘들 만큼 많은 식재료에서 알레르기 증상을 보였습니다. 아이에게 먹일 것이 없었습니다. 그 때문에 가슴이 내려앉는 고비도 여러 번 겪었습니다.

이렇게 심한 알레르기가 결국 아토피로 이어졌습니다. 저는 아이가 먹으려고 하는 것마다 일일이 다 체크하고 잔소리하고 통제하는 엄마가 되어 있었습니다. 아이를 위해 더 안전한 먹거리를 찾아 헤맸습니다. 거의 모든 식재료를 유기농으로 바꿨습니다.

먹는 게 자유롭지 못하다 보니 아이는 성장도 느리고 면역력도 떨어져서 기관지염, 폐렴, 중이염, 구내염, 수족구 등 병을 달고 살면서 입원과 퇴원을 반복했습니다. 당시 면역력에 도움이 된다고 하여 모 회사의 비타민 C 츄어블을 먹였으나 눈에 띄는 효과는 없었습니다. 건강하지 못한 아이의 상태가 마치 엄마의 잘못인 것처럼 느껴져 힘든 시간을 보내고 있을 때 포도씨 추출물을 알게 되었습니다. 그때 아이 나이가 7살 겨울 즈음이었습니다.

처음에는 장에 효과가 있다는 프로바이오틱과 영양제, 미네랄을 기본으로 먹이면서, 포도씨에서 추출한 비타민 C를 갈아서 꿀에 비벼 간간이 먹였습니다. 그 와중에도 감기, 장염 등 다양한 병치레를 했지만 앓는 날이 줄어들고 회복이 빨라지기 시작했습니다. 그리고 눈에 띄게 아이의 키가 큰 폭으로 성장하는 모습이 보였습니다.

2학년 즈음부터는 추가로 비타민 D를 먹였고, 4학년부터는 마그네슘과 칼슘을 먹도록 했습니다. 알레르기 반응이 나올 때는 알로에 성분이 든 영양제와 간 건강에 도움이 되는 영양제로 가라앉히고 충분한 물을 먹도록 한 다음, 프로바이오틱 양을 두 배로 늘렸습니다.

딸아이는 1학년 입학할 때 가장 작았으나, 6학년인 현재에는 반에서 가장 큽니다. 여전히 유제품과 생선, 견과류는 먹지 못하지만 그 외의 식재료는 거의 다 극복한 상태이고, 환절기마다 팔다리 접히는 부위에 올라왔던 아토피도 점점 범위가 줄어들더니 1년 전부터는 보이지 않습니다.

엄마가 건강 관리를 못해서 아픈 아이를 낳았다는 죄책감을 늘 마음에 담고 있었는데, 그러한 죄책감을 내려놓을 수 있어서 너무 다

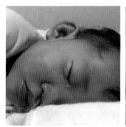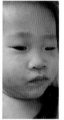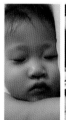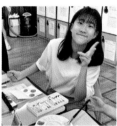

before   after

행이고, 아이에게 건강하지 못한 몸을 준 것 같아 늘 미안한 마음이
었는데, 그러한 미안함도 내려놓게 되었습니다. 이제는 어떤 엄마보
다도 아이를 예쁘고 건강하게 키울 수 있다는 자신감과 더불어, 미
안하고 측은한 마음으로 바라보던 아이를 소중함과 그저 사랑스러
운 마음으로만 바라볼 수 있어서 얼마나 행복한지 모릅니다.

엄마에서 가족 주치의가 되기까지

성명 : 김경숙

성별 : 여

증상 : 무릎 낭종(아이)

처음 증상이 시작된 건 아이가 5살 무렵이었습니다. 무릎에 원인 모를 뾰루지 같은 게 한두 개 미세하게 올라왔습니다. 크기가 작고 수포 같은 것은 올라오지 않아서 그냥 잠깐 이러다 말겠지 하고 대수롭지 않게 생각했지만, 시간이 지날수록 없어질 기미는 보이지 않고 조금씩 번지듯 늘어만 갔습니다.

유치원에서 친구들이 물어보면 집에 와서 "엄마, 친구들이 이게 뭐냐고 물어봐. 엄마, 난 무릎이 왜 이래?"라고 물어보기도 했습니다. 주변 친구 엄마들은 혹시 옮는 거 아닌지 걱정하는 것 같기도 했지만, 아이가 특별히 아파하거나 불편해하지 않아서 병원에 갈 생각은 하지 않았습니다.

그렇게 지내다 7살이 되던 해에 증상이 더 번지고 고름이 생긴 것도 있으며, 일부는 검게 변하기 시작했습니다. 심각성을 느끼고 그제야 병원을 찾았습니다. 처음 갔던 병원에서는 물사마귀 같다고 레이저 시술을 권했지만, 다른 병원에서도 진료를 받아보기로 했습니

250

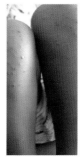 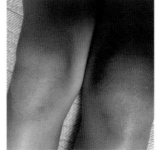

before   after

다. 다른 병원에서는 모낭염이라고 했고, 또 다른 병원에서는 여드름성 낭종이라는 진단을 받았습니다. 약을 처방받고 스테로이드 연고도 발라봤지만, 효과는 없었습니다.

주변에서는 큰 병원에 가보라고 했고, 나중에 온몸으로 번지면 큰일이라고 했습니다. 하지만 저는 여러 건강 서적과 정보를 통해 원인이 면역 저하와 장의 문제일 거라 생각하고, 영양제로 면역력을 올려보기로 했습니다. 장 건강에 중점을 두고 프로바이오틱스를 아침저녁으로 먹이고, 종합영양제와 염증 제거에 좋은 정제된 포도씨 추출물 비타민, 오메가-3를 꾸준히 먹였습니다.

처음에 아이가 영양제를 삼키지 못해 씹어먹게 했는데, 쓴 영양제를 씹어먹는 건 쉽지 않았습니다. 그래서 갈아서 물에 섞어 먹이기도 하고 요플레에 섞어 먹이기도 했습니다. 아침저녁으로 영양제를 먹이느라 씨름한 날들이 계속됐지만, 감기에 걸리거나 아플 때 항생제와 독한 약을 먹이면서도 건강을 지켜줄 수 있는 영양제를 못 먹일 이유는 없었습니다. 6개월쯤 지나자 아이가 스스로 삼키는 법을 터득하면서 영양제 섭취가 한결 수월해졌고, 점차 당연한 일상이 되었습니다.

영양제를 먹이기 시작한 지 1년쯤 되었을 때, 어느 날 아이가 학교에서 돌아와 다급하게 무릎을 보라고 했습니다. 눈에 띄게 줄어든 낭종을 보고 눈물이 나려는 것을 참았습니다. 그동안 속으로 많이 걱정했었고, 제 결정이 옳았다는 안도감에 감정이 북받쳤던 것 같습니다.

2년쯤 되었을 때는 거의 사라진 것을 확인할 수 있었고, 무릎뿐만 아니라 자주 감기에 걸리던 아이가 설사도 하지 않고 건강해졌습니다. 이제는 병원에 언제 갔는지 기억도 나지 않습니다. 이제 저는 우리 가족의 주치의가 되었습니다.

기타 질환

일상 구석구석에는 늘 질병이 기다리고 있다. 흔하게 생겼다가 저절로 사라지는 사소한 것도 있지만, 비교적 가벼운 증상으로 시작했다가 고질병으로 자리 잡는 것도 있다.

그러나 질병은 어떤 형태로든 흔적을 남기기 때문에, 적절한 예방과 관리를 통해 건강을 유지하는 것이 중요하다. 건강한 식습관, 규칙적인 운동, 충분한 휴식과 수면, 스트레스 관리, 정기적인 건강 검진 등을 통해 이러한 질환들을 예방할 수 있고, 필요에 따라 영양제를 통해 필요한 영양을 보충해 주는 것도 건강을 지키는 한 가지 방법이다.

건강한 잇몸을 유지할 수 있는 답, 영양요법

성명 : 신현민

성별: 남

증상 : 원인불명 잇몸 염증 고름

1년 전부터 가끔씩 양치할 때 잇몸에 통증이 느껴졌습니다. 평소에는 통증이 없다가 양치할 때만 느껴지기에, 피곤하거나 컨디션이 안 좋아서 그렇겠거니 가볍게 넘겼습니다.

그런데 통증의 정도가 심해지고 빈도가 잦아져서 치과에 갔더니, 잇몸에 고름이 차 있고 이 고름 길이 만성으로 생겨서 당장 고름을 제거해야 한다고 했습니다. 그래서 고름을 제거하는 치료를 받게 되었습니다. 그렇게 고름을 제거하니 혀로 느껴졌던 불룩한 부분이 가라앉고 양치할 때도 통증이 없어졌습니다.

그러나 고름을 빼는 것은 일시적인 치료 방법이라 당연히 재발할 수 있다고 의사 선생님은 말씀하셨습니다. 그래서 염증이 생긴 근본적인 원인을 알 필요가 있었습니다. 하지만 정확한 원인을 알려면 치아를 제거하고 봐야 한다는 의사 선생님의 말씀을 듣고는 망연자실했습니다.

"그냥 평소에 치아 관리 잘하시고, 면역 떨어지지 않게 영양제 잘

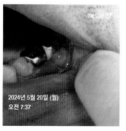 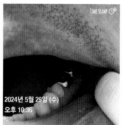

before   after

챙겨 드세요. 언젠가는 임플란트 하셔야 할 겁니다"라는 이야기를 듣고 치과에서 나왔습니다.

치료를 받긴 했는데 뭔가 찜찜함이 가시질 않아 답답했습니다. 아니나 다를까, 치과에 다녀온 지 2주가 지나자 다시 고름이 차기 시작했습니다. 걱정도 되고 해결 방법이 없는 것 같아 마음이 무거웠습니다.

병원 영양사인 아내가 영양 요법을 먼저 진행해보자고 제안해 주었습니다. 아내의 도움으로 정제된 포도씨 추출물 영양제와 종합 영양제를 섭취했습니다. 특히 정제된 포도씨 추출물은 염증 제거에 탁월하고 피부 점막으로도 흡수된다고 하여 영양제를 잇몸 염증 부위에 대고 사탕처럼 녹여 먹었습니다.

신기하게도, 매일매일 고름 주머니가 줄어드는 게 혀로 느껴졌습니다. 그리고 2주 정도 지나니, 통증도 없고 고름도 없어졌습니다. 지금은 잇몸이 깨끗한 상태입니다. 건강한 잇몸을 유지할 수 있는 답을 얻은 듯해 안심되고 좋습니다.

늘 불안했던 방광염으로부터 해방

성명 : 박덕경

성별 : 여

증상 : 만성 방광염

일 년에 한 번 정도 방광염으로 고생하던 것이 점점 주기가 짧아지면서 방광이 심하게 부었습니다. 잔뇨감 때문에 불안했고 통증도 심했으며 소변에 새빨간 핏덩어리가 섞여 나왔습니다. 그렇게 6년 이상 앓으며 만성 방광염으로 진행되었고, 오래 약을 복용해서인지 병원 약도 잘 듣지 않았습니다.

그러다가 포도씨 추출물 영양 요법이 좋다는 말을 듣고는 속는 셈 치고 프로그램을 시작했습니다. 그런데 2주도 되지 않아 피가 섞인 소변이 멈추고 통증도 사라졌습니다. 이후 비타민 C, 비타민 E와 포도씨 추출물이 든 영양제를 꾸준히 먹고 있는데, 영양제를 먹기 시작한 이후 재발 없이 건강하게 지내고 있습니다.

뿌리까지 쏙 뽑힌 티눈

성명 : 조정희

성별 : 여자

증상 : 발바닥 티눈(중학생 아들)

아들이 평발이라, 평소 걷는 습관이 안 좋은 탓에 티눈이 자주 생기는 편입니다. 병원에 가서 냉각 치료를 받아도 별 소용이 없어서 어떡하면 좋을까 고민하고 있을 때, 상처에 비타민 E를 바르면 흉터 없이 낫는다고 하여 염증에 탁월한 포도씨 추출물을 함께 사용해보기로 했습니다.

취침 전 깨끗하게 발을 닦고 포도씨 추출물에 비타민 E를 섞어서 티눈에 바른 다음, 거즈를 대고 종이 반창고를 붙였습니다. 그렇게 일주일 정도 했더니 놀랍게도 티눈 뿌리가 쏙 뽑혔습니다. 짧은 시간에 이런 효과가 있어서 신기했습니다.

또 아들은 어릴 때부터 기관지가 약해서 감기에 걸리면 기침이 두 달 이상 갔는데, 포도씨 추출물 영양제를 하루 3회씩 먹기 시작하자 2주 만에 기침이 좋아졌습니다. '아, 영양제로도 기침이 멎을 수 있구나!' 하고 정말 신기했습니다.

'잠자는 병' 기면증
많은 병에서 벗어나 꾸게 되는 또 다른 꿈

성명 : 임정선

성별 : 여

증상 : 기면증

저는 초등 3학년 즈음부터 '잠자는 병'이라고 알려진 기면증을 앓기 시작했습니다. 기면증 증상은 사람마다 증상이 다른데, 저의 경우에는 낮에 수시로 졸음이 쏟아져서 견딜 수 없을 정도였고, 그것이 점점 심해져 걸으면서도 졸고, 졸면서 잠꼬대처럼 대화도 했습니다. 그러다가 정신이 들었을 때는 내가 무슨 말을 했는지 기억이 나지 않았습니다. 또 탈력발작이라고 해서, 흥분해서 웃거나 말을 할 때 눈가 근육이 풀려 졸린 사람처럼 보였고 다리에 힘이 풀려 쓰려질 뻔한 일도 종종 있었습니다.

그리고 꿈을 너무 많이 꿨습니다. 몇 초, 몇 분, 자는 순간에도 꿈을 꿨고 밤에는 숙면 없이 자는 내내 꿈이었습니다. 제일 위험했던 건 운전할 때였는데 운전하다가 나도 모르게 졸아서 사고날 뻔 한 일이 비일비재했고, 실제로 사고도 몇 번 났습니다. 혼자면 괜찮은데 아이들을 태우고 그런 일을 겪고 보니 정말 매우 위험한 병이라는 생각이 들었습니다.

혹시나 기면증에 도움이 될까 싶어서 포도씨 추출물 영양제로 영양 요법 프로그램을 진행했습니다. 항산화 성분이 충분히 들어간 종합 영양제와 포도씨 추출물을 메가로 섭취하면서 6년쯤 지나자, 저에게 기적같은 일이 일어났습니다.

현대의학으로는 완치가 안 된다는 기면증이 서서히 좋아지더니 이제는 그 많던 꿈이 줄고, 힘없이 풀리던 눈가 근육이나 다리도 이제는 정상이고, 자동차 핸들만 잡으면 졸리던 증상도 많이 좋아져서 운전할 때의 불안감이 사라졌습니다. 특히 낮에 꾸벅꾸벅 조는 증상도 많이 좋아져서 다 나은 것 같은 착각에 빠질 정도입니다. 그리고 기억력까지 좋아지는 것을 느낍니다.

포도씨 추출물의 효과를 잘 알고 있긴 했지만 이 정도일 줄은 기대하지 않았기에 감사한 마음이 듭니다. 요즘은 '꾸준히 영양을 섭취하면 완치가 되지 않을까?' 하는 기대감도 갖고 있습니다.

슬리퍼를 버리고 구두를 신어요

성명 : 황미상

성별 : 여

증상 : 발톱 무좀

저는 식당을 운영하고 있는 자영업자입니다. 20년 넘게 이런 저런 식당을 운영해오고 있습니다. 그 전에는 회사 구내식당에서 일을 했는데, 식당 일이 물을 많이 쓰다 보니 주로 장화를 신고 일을 했어요. 그러니 항상 발이 습했고 무좀을 달고 살았습니다. 일을 안 할 수는 없고 무좀은 그냥 내 평생의 병인가 보다 하고 받아들여야 했습니다.

다만 걱정인 것은 무좀약이 간 손상이 많이 간다는 얘기를 들어서 무좀약 먹다가 간이 망가질까 봐 그게 걱정이었어요. 그래서 한 번씩 간기능 검사도 해가면서 괜찮으면 먹고는 했어요. 캡슐로 된 약이었어요. 그리고 가능하면 약을 안 먹고 참았습니다. 그런데 이 무좀이라는 것이 약을 안 먹으면 더 심해지고 그러는 거예요.

그러다 어느 날부터인가 발톱에도 무좀이 생겼고 수년 동안 고생을 했습니다. 그것이 치료가 잘 안 돼서 내성발톱이 되더니 살을 파고 들어갔고 염증이 가득 차 피고름이 잡혀 터지곤 했습니다. 저녁에 집에 가면 양말이 잘 안 벗겨져서 외과에 가서 마취하고 발톱을

뽑고는 했는데 그래도 재발하기를 계속 반복했습니다.

예쁜 구두를 좋아하는데 그 좋아하는 구두를 한 번도 신어보지 못했고, 한쪽 신발은 10㎜가 더 차이 나는 신발을 신어야 했습니다. 아무리 약을 처방받아 먹고 치료를 받아도 그때뿐이었습니다.

평생의 은인을 만난 건 진천에서 김밥집을 할 때였습니다. 원래 만성피로가 있기도 하고 영양제를 좋아해서 잔뜩 먹고 있었는데 김밥집을 할 때 지인을 통해 포도씨 추출물 영양제가 그렇게 좋다는 말을 듣고 그 좋다는 정제된 포도씨 추출물이 포함된 영양제로 세포 영양 해독을 했습니다.

사실 발톱은 기대도 안 했습니다. 피곤하니까 먹었던 거죠. '아픈 데는 하나도 없다. 아픈 데는 무좀 하니 뿐이다'라고 생각했거든요. 먹고 있는 병원 약이 있었으면서도요. 좋은 거 같아서 하라는 대로 해독을 했고, 포도씨 추출물이 들어 있는 비타민 C를 매일 8알씩 먹고 그걸 갈아서 발과 발톱에 바르라고 해서 발랐습니다.

그런데 병원 약을 끊고 세포 영양 해독을 진행했는데 발톱이 아프다가 통증이 없어지기 시작하더니 상처가 아물면 딱지가 지듯이 바뀌는 거예요. 그리고 3일이 되면서부터 짓물러 있던 발바닥에서 고름이 빠지더니 꾸덕꾸덕하게 마르고 2주일쯤에는 완전히 달라졌습니다. 울퉁불퉁하고 누렇던 발톱도 정상으로 모양을 잡았습니다.

제가 키도 크고 발도 커서 신발은 250을 신는데 발이 아프니까 슬리퍼만, 그것도 헐렁한 걸로만 신고 절뚝거리고 다녔습니다. 민간

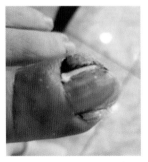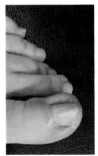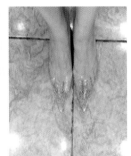

before   after

요법도 많이 추천받았는데 소용이 없었고 약도 먹을 때 뿐이었는데 영양제로 삶이 바뀌었습니다.

지금은 병원을 전혀 안가도 되고 언제 그랬냐는 듯이 깨끗합니다. 전에는 외출할 일이 있으면 신발을 갈아 신어야 해서 구두랑 슬리퍼 두 개를 가지고 다녔는데 지금은 그럴 필요가 없습니다. 이제는 마음껏 구두를 신을 수 있으니까요. 구두 사는 재미도 쏠쏠합니다. 예쁜 구두도 신고 다닐 수 있어서 얼마나 좋은지 모르겠습니다. 그래서 저는 주위에 염증 있는 사람들에게 정제된 포도씨 추출물 전도사가 되었습니다.

아토피와의 싸움

성명 : 백남정

성별 : 여

증상 : 아토피와 물사마귀_(딸)

저와 신랑은 아토피나 가족력이 전혀 없었지만, 아이 셋 모두가 아토피를 겪었습니다. 첫째 아이는 볼에, 둘째 아이는 사타구니와 다리 접히는 곳에 아토피가 있었습니다. 셋째 아이가 태어나고 조리원에서 집으로 온 뒤 수유를 하다가 귀 끝이 갈라진 것을 보고 너무 놀랐습니다. 염증과 고름으로 귀 뒷부분에 귓불이 하나 더 생길 정도로 심각해졌습니다. 첫째와 둘째 아이의 아토피 관리를 위해 이미 정제된 포도씨 추출물 영양제를 먹이고 있던 터라 영양제가 도움이 된다는 것을 알고 있었고, 셋째 아이에게 항산화 바디제품을 사용하고 분유에 프로바이오틱을 섞어서 먹이기 시작했습니다.

시간이 지나면서 아이는 이유식을 하고, 군것질을 할 나이가 되었습니다. 사람을 좋아하고 낯을 가리지 않던 아이였지만, 군것질, 특히 초콜릿과 젤리를 먹으면 팔목과 팔 접히는 부분, 다리 접히는 부분에 아토피가 심하게 나타났습니다. 너무 가려워하며 괴로워했기에 밤마다 "긁지마!"라고 외치는 일이 반복되었습니다. 그래서 집

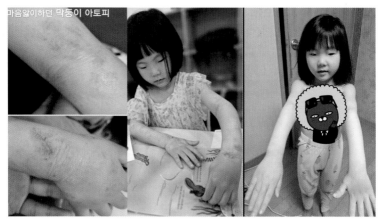

마음앓이하던 막둥이 아토피

before   after

에 있던 군것질거리를 모두 치웠습니다. 그러나 신랑이 몰래 사다 주면서 아이의 아토피는 가라앉았다가도 다시 악화되었고, 이로 인해 부부 싸움도 많이 했습니다.

아이들의 엄마로서 영양에 대해 공부하고 단백질, 종합영양제, 오메가-3, 프로바이오틱, 정제된 포도씨 추출물로 만든 비타민을 꾸준히 먹이기 시작했습니다. 아이의 변이 눈에 띄게 달라졌고, 딱딱하게 부풀어 올랐던 피부가 가라앉기 시작했습니다. 빨갛게 염증이 있던 부위도 하얗게 변하면서 아이의 피부 상태가 좋아지기 시작했습니다.

하지만 나았다고 생각한 후 신랑이 아이에게 탄산음료와 젤리를 다시 사주면서 아토피가 목에 다시 나타났습니다. 물사마귀도 목, 가슴, 옆구리, 다리에 하나씩 올라오기 시작했습니다.

사마귀 치료가 아프다는 것을 알고 있었기에 다시 간식을 치우고 규칙적으로 단백질, 종합영양제, 오메가-3, 프로바이오틱, 정제된 포도씨 추출물로 만든 비타민을 먹이기 시작했습니다. 중간중간 프로바이오틱을 추가로 먹이면서 아이의 상태를 관리했습니다. 목에 난 아토피는 짓무르고 눈에 띄게 큰 면적을 차지했지만, 다리와 팔에는 다시 올라오지 않았습니다.

비타민 E와 항산화 바디로션을 발라주면서 아토피가 서서히 줄어들고 상처 부위가 아물기 시작했습니다. 물사마귀도 자국만 남기고 떨어졌습니다.

아이는 여전히 군것질에 노출되지만, 2~3개 정도만 먹기로 약속히고 프로바이오틱을 3포씩 먹이면서 관리하고 있습니다. 스테로이드 연고도 많이 사용해 봤지만, 첫째와 둘째 아이 때 경험으로 연고는 일시적일 뿐이며 오히려 상태가 악화될 수 있다는 것을 알게 되었습니다. 그래서 셋째 아이에게는 우유 대신 비타민 D와 칼슘, 마그네슘이 1:1로 들어간 정제를 먹이고 있습니다.

아토피는 완치가 없다고 해서 늘 불안했는데 아이의 피부가 좋아지고 건강을 되찾게 되어 정말 다행입니다. 이제는 아이를 더욱 사랑스럽고 소중하게 바라볼 수 있게 되어 행복합니다.

B형 간염을 극복한 새로운 삶의 시작

성명 : 백혜정

성별 : 여

증상 : B형간염 보균자

초등학생 때 B형간염 보균자로 판정을 받은 이후, 저는 늘 피곤하고 에너지가 없는 삶을 살았습니다. 성인이 되어서도 9시에 잠자리에 들지 않으면 다음 날 일상생활을 할 수 없을 정도로 피로에 시달렸습니다. 중요한 시험이 있어도 밤늦게까지 공부하는 것은 불가능했습니다.

학교를 다닐 때도, 직장을 다닐 때도 남들처럼 밤샘을 해본 적이 없었습니다. 회식 자리에서도 맥주 한 잔도 채 마시지 못해, 남들이 하는 얘기만 듣고 멀뚱멀뚱 앉아있어야 했습니다. 맥주 반 잔만 마셔도 길거리에 주저앉곤 했기 때문에, 주변 사람들도 저에게는 술을 권하지 않았습니다.

결혼하고 아이를 낳아 기르면서 저의 고민은 더욱 깊어졌습니다. 직장 생활과 육아를 병행하는 삶은 저에게 너무나 힘겨웠습니다. 퇴근 후에는 집에 가서 아무것도 할 수 없을 정도로 피곤했고, 아침에는 눈이 떠지지 않아 빈번하게 지각을 했습니다.

더 큰 문제는 언젠가부터 먹기 시작한 간 약이었습니다. B형 간염 약을 복용하기 시작하면 결국 간암으로 진행될 수 있다는 사실이 두려웠습니다. 두 아이의 엄마로서, 아이들이 아직 이렇게 어리고 예쁜데, 언젠가 그들을 두고 떠나야 할 수도 있다는 생각이 저를 괴롭혔습니다.

'나는 몇 살에 간암에 걸릴까? 마흔 살일까, 쉰 살일까? 그러면 우리 애들은 그때 몇 살이지? 애들이 스스로 살아갈 수 있는 나이였으면 좋겠다'는 생각이 떠오를 때마다 잠을 이루지 못하고, 다음 날 일어나기 힘들곤 했습니다.

그러던 중 2019년 6월, 성당에서 함께 봉사활동을 하던 지인에게 이런 고민을 털어놓게 되었습니다. 그분은 저에게 도움이 될 수도 있다며 정제된 포도씨 추출물을 포함한 세포 영양 해독 프로그램을 소개해주었습니다. 그 프로그램을 통해 저는 제 인생에서 가장 최상의 컨디션을 느끼는 놀라운 경험을 하게 되었습니다.

사실 그때는 건강보다는 다이어트를 위해 시작했던 것이었습니다. 세포에 영양을 주면 살이 저절로 빠진다는 말을 듣고 선택한 것이었죠. 그런데 해독을 진행하면서 며칠이 지나자 저는 바로 느낄 수 있었습니다.

'아, 내 간이 좋아지고 있구나!'

에너지가 넘쳐나는 것을 느꼈고, 퇴근 후에도 청소, 빨래, 반찬 만들기 등 집안일을 신나게 했습니다. 집에 오면 곧장 침대로 가 누웠

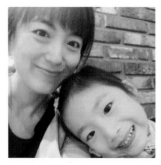
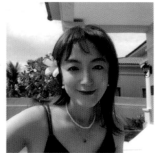

before　　　　　　　after

던 저에게는 있을 수 없는 일이었습니다. 정말 기적 같은 일이 일어
났습니다.

　해독 이후 꾸준히 영양제를 섭취하고 두 달 후, 회사에서 건강검
진 결과가 나왔는데, 저는 제 눈을 의심했습니다. B형 간염에 항체가
생겼다는 것이었습니다. 믿기지 않아 병원에 전화를 걸어 확인했지
만, 결과는 변하지 않았습니다. 의사 선생님이 "항체가 생겼네요. 축
하해요"라고 말씀하시는 순간, 믿기지 않아 머릿속이 멍해졌습니다.

　그 이후 저는 의약품 수준으로 정제된 포도씨 추출물과 영양제
를 목숨처럼 섭취하고 있습니다. 간에 항체가 생겨 정상적인 간 기능
을 가지게 되었고, 지금은 누구보다 에너지가 넘치며 쉽게 지치지 않
고, 적당히 술도 마실 수 있는 건강한 상태가 되었습니다. 저는 새 삶
을 선물 받았고, 제 몸에서 일어난 일은 세포 영양의 기적이라고 생
각합니다.

공황장애를 극복하고 세상 밖으로!

성명 : 이효진

성별 : 여

증상 : 공황장애

작은 아이를 출산한 후 체력적으로 힘들고 육아 스트레스로 전 전긍긍하던 시절, 둘째 아이가 18개월쯤 되었을 무렵 누군가가 건네 준 커피 한 잔을 마시고 마서 응급실에 실려간 것이 저의 질병의 시 작이었습니다.

갑작스럽게 찾아온 호흡 곤란과 전신 마비 증상 속에서 엄청난 두려움과 고통을 느꼈고, 병원에서 온몸을 스캔했지만 아무런 이상 도 찾지 못하고 구체적인 병명을 알 수 없었습니다. 몇 번의 반복적 인 증상 끝에 저는 공황장애라는 진단을 받았고, 적지 않은 충격을 받았습니다.

늘 긍정적이고 큰 어려움이 없는 밝은 사람이라 생각했는데 공황 장애라니……. 하지만 의사 선생님은 공황장애는 누구에게나 올 수 있는 것이라며, 너무 힘들 때는 약물의 도움을 받는 것이 효과적이라 고 하셨습니다.

약의 도움을 받아 어느 정도 정상적인 생활을 할 수 있었지만, 언제 발작이 일어날지 모른다는 불안감에 항상 힘들었습니다. 그러던 중 의사 선생님께서 약은 증상을 완화해줄 뿐 치료는 안 된다고 하시며, 면역력을 올리는 것이 중요하다고 말씀하셨습니다.

운동은 이전부터 하고 있었지만 큰 호전은 없어서 제대로 된 영양제를 찾아야겠다고 결심했습니다. 그러던 중 우연히 체력과 면역에 도움이 되는 정제된 포도씨 추출물이 함유된 영양제를 알게 되어 섭취하기 시작했습니다. 그 당시에도 약의 도움을 받고 있었지만 생활이 자유롭지 않았고, 사람을 만나는 것도 어려웠으며 버스나 지하철을 타는 것조차 쉽지 않았습니다. 그러나 영양제를 섭취하고 1개월 정도 지나니 체력이 좋아지는 것이 느껴졌고, 이후 점차 발작 증상이 줄어들기 시작했습니다. 정말 신기한 경험이었습니다.

3개월 후, 비행기도 탈 수 있을 것 같아 해외여행을 결심하게 되었습니다. 긴 터널도 지나기 힘들어 국내여행조차 큰 도전이었기에 저에게는 엄청난 일이었습니다. 조마조마한 마음으로 비행기에 올랐고, 길지 않은 비행시간이었지만 불안감 없이 견딜 수 있다는 것은 큰 기쁨이었습니다.

지인 두 명과 함께 떠난 4박 5일의 대만 여행은 제 인생에서 너무도 감사한 추억으로 남아 있습니다. 일상생활도 어려웠던 사람이 여행을 갈 수 있었던 것만으로도 감사한데, 여행을 온전히 즐길 수 있었다는 것은 그 자체로 감격이었습니다.

여행을 다녀와서 병원을 방문했을 때 좋은 컨디션으로 해외여행

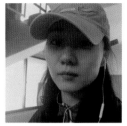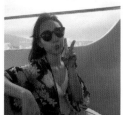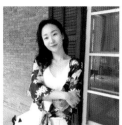

before   after

을 다녀온 사실을 말하자 의사 선생님께서도 놀라워하셨습니다. 점점 좋아지는 면역력과 체력 덕분에 약의 양을 줄여 9개월가량 먹다가 마침내 완전히 끊을 수 있었습니다. 그 이후로는 한 번도 공황발작을 경험한 적이 없을 정도로 건강에 큰 도움을 받았습니다.

그러면서 몸에 영양이 얼마나 중요한지를 다시 한 번 깊이 깨닫게 되었습니다. 아픈 경험이지만 이제는 모든 것이 좋아졌기에 공황장애는 저에게 인생의 한 편의 추억으로 자리 잡았습니다. 다시는 경험하고 싶지 않은 추억으로 말이죠!

너무나 잘 알기에
더욱 간절했던 건강한 삶

성명 : 권아영

증상 : 전방십자인대 파열

어릴 때부터 운동을 많이 해왔고 관련 업계에 종사하고 있습니다.

2002년부터 정형외과를 꾸준히 다니기 시작했는데, 의사 선생님께서는 "운동은 계속해야 하는데 지금은 수술을 하기도, 안 하기도 애매한 상태이니, 아플 때마다 와서 물리치료를 받고, 무릎이 완전히 고장 나면 그때 수술하라"고 하셨습니다. 결국 오랜 기간 반복된 치료에도 불구하고 치료를 시작한 지 9년 만에 내측 반월상 연골판 손상과 전방 십자인대 파열로 수술을 하게 되었습니다.

만약 한 순간에 다친 경우라면 회복 속도가 빨랐을 텐데, 저는 치료하면서도 계속 무릎을 사용해 왔기 때문에 좀처럼 나아지지 않았습니다. 수술 후 재활운동을 하면서 6개월이 지났지만 여전히 통증이 심했고, 소파나 의자에 앉아 무릎을 구부리고 30분 이상 있으면 그대로 관절이 굳어 천천히 펴줘야 했습니다. 펼 때도 통증이 심해 많이 힘든 상황이었습니다. 수술 이후에도 회복되지 않자 여기저기 수소문해서 찾아간 병원에서 3개월에 한 번씩 무릎에 주사를 맞았지만 큰 효과를 느끼지 못한 채 '나는 평생 이렇게 살아야 하는가' 하며 망연자실했습니다.

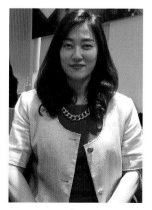

after

그러던 어느 날 지인을 통해 포도씨 추출물과 커큐민 제품을 소개받았습니다. 병원에서도 해결하지 못하는데 이게 무슨 효과가 있겠냐는 생각이 솔직히 들었지만, 마음 한편에서는 지푸라기라도 잡고 싶은 심정이었습니다.

고민 끝에 6개월만 열심히 먹어보자 결심하고 시작했습니다. 그런데 먹은 지 3개월쯤 되자 30분 이상 무릎을 구부리고 있다가 펴는 과정에서 처음으로 무릎 관절의 부드러움을 느꼈습니다. 너무 신기해서 함께 먹으면 도움이 되는 다른 영양제들도 추가로 섭취하기 시작했습니다. 이후 통증의 빈도와 강도가 점차 줄어들기 시작했습니다.

5년 이상 꾸준히 섭취한 시점부터는 평생 못 신을 줄 알았던 힐을 매일 신어도 무리가 되지 않는 상태까지 회복되었습니다.

디스크 수술, 그 이후의 건강 관리

성명 : 류향선
증상 : 허리 디스크

20대 초반, 대학 3학년 때 갑자기 허리에 심한 통증과 다리 당김으로 인해 강의실에 앉아 수업을 들을 수 없게 되었습니다.

병원에 갔더니 디스크가 터져 수술을 해야 한다고 했습니다. 그 당시에는 디스크가 터진 이유를 알 수 없었지만, 일단 수술을 받고 1년간 휴학을 했습니다.

수술 이후에도 조금만 무리하면 통증이 있었고, 날씨가 추운 날에는 허리가 무겁고 뻐근해서 따뜻하게 하고 쉬어야만 했습니다. 의사 선생님께서는 30년 정도 지나면 재발할 수 있으니 조심하라고 하셨습니다. 잦은 통증과 재발에 대한 두려움 때문에 조심하고 스스로 제한하는 일이 많았습니다.

그러던 중 지인의 추천으로 포도씨 추출물을 꾸준히 섭취하게 되었는데, 9개월 정도 지났을 무렵 수술했던 부위에서 오톨도톨한 것들이 올라오기 시작했습니다. 피부과에 가서 진료를 받았더니 죽은 세포라고 했습니다. 한동안은 심하게 올라오더니 서서히 깨끗해졌

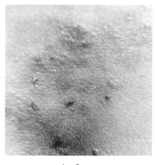
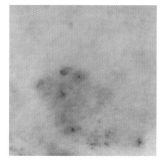

before   after

습니다. 이후 허리가 부드럽고 유연해지면서 통증도 사라졌습니다.

의사 선생님은 재발을 걱정했지만, 이제는 날씨가 추워도 허리 뻐근함이 없고, 굽이 높은 신발을 하루 종일 신고 다녀도 허리에 무리가 되지 않습니다.

정말 신기해서 관련 책을 찾아보면서 놀라운 사실을 알게 되었습니다. 디스크는 고무바퀴처럼 유연하기 때문에 큰 사고가 나도 쉽게 터지지 않는다고 합니다. 하지만 고무바퀴를 햇볕에 오래 두면 딱딱하게 굳어지면서 터지는 것처럼, 디스크도 산소와 영양이 제대로 공급되지 않으면 터진다고 합니다.

제 디스크가 터진 이유도 모세혈관이 막혀 산소와 영양이 제대로 공급되지 않았기 때문이었습니다. 혈관을 청소해 주고 모세혈관을 뚫어주는 포도씨 추출물의 도움으로 허리가 건강해지는 놀라운 경험을 하게 되었습니다.

불면의 밤과 이별

성명 : 이은순

성별 : 여

증상 : 호르몬 변화로 인한 불면증

병원 평가 인증 준비로 며칠 동안 심한 스트레스를 받았습니다. 그리고 평가 인증이 잘 마무리된 이후, 심한 피곤과 함께 불면증이 시작되었습니다. 며칠 기다려 봤지만 수면제 없이는 한숨도 잘 수가 없었습니다.

병원에서 의사 선생님께서는 스트레스로 인해 부교감 신경과 교감 신경의 균형이 무너진 상태라 평생 수면제를 먹어야 한다고 하셨습니다. 평생 수면제를 먹어야 하는 현실에 기가 막혀 나름 좋다는 한의원을 찾아가 수백만 원을 써봤지만 효과가 없었습니다.

몇 개월 동안 마음의 고통을 나누던 같은 교회의 권사님이 도움이 될 수 있을지 모른다며 본인의 친구를 소개해 주었습니다. 친구분을 만나 상담을 할 때 그분께서 영양요법으로 비움과 채움을 하라고 권해주었습니다. 그때는 지푸라기라도 잡고 싶어 권해주는 프로그램을 진행했습니다.

3일까지는 특별한 변화 없이 수면제를 먹었습니다. 그러다가 4일째 되는 날 수면제를 반 알만 먹었는데도 잠이 들었습니다. 5일째부터는 수면제를 먹지 않아도 잠을 잘 수 있게 되었고, 3년이 지난 지금도 수면제 없이 잘 자고 있습니다.

걸어다니는 종합병원?
그 병원 폐업했습니다

성명 : 전혜정

성별 : 여

증상 : 외상후스트레스장애, 공황장애, 수면장애, 우울증, 기억력 감퇴, 화병 등

미용 일을 하면서 불규칙한 식사·생활습관과 과도한 스트레스로 인해 걸어다니는 종합병원이 되었습니다.

3개월 정도 생리를 안 해 부인과를 찾아갔더니 약을 처방해 줘서, 그 약을 먹고 생리를 다시 시작했습니다. 그러기를 몇 번 반복하는 과정 중, 병원에서 경구피임약을 추천해줘서 5년 정도 먹었습니다. 그밖에 생리통, 질염, 곰팡이균, 바톨린낭종(외음부 분비액이 나와야 하는 곳이 막혀 물혹 같은 게 생김)으로 하루가 멀다 하고 부인과를 드나들었습니다.

그러다 보니 외상후스트레스장애가 생겨 수면장애, 공황장애, 느린 ADHD, 기억력 감퇴로 정신과도 다니게 되었습니다. 먹는 약이 많아지면서 역류성식도염도 생겼습니다. 뿐만 아니라 수족냉증, 두통, 변비, 부종, 손목·손가락 통증, 화병 등 일상생활이 불편할 만큼 여기저기가 아팠습니다. 발바닥까지 아파서 걷기가 힘들었습니다.

주변에 포도씨 추출물이 좋다며 추천하는 사람들이 많아서, 포도씨 추출물로 영양 프로그램을 하기로 했습니다. 그런데 놀랍게도, 프

로그램 실시 이후 부인과 질병이 개선되어 지금은 병원을 가지 않고 있습니다.

다른 질환도 점차 개선되었으나 신경정신과 약은 공황장애 때문에 쉽게 끊지 못했습니다. 하지만 정신과 약 부작용으로 기억력이 점점 흐려져 집 비밀번호도 여러 번 잊어버리는 등 상태가 심각했습니다. 약을 먹으면 일상생활이 힘들고 무기력해져서 정말 정신과 약을 끊고 싶었습니다.

괴로워하다가 영양제를 메가로 섭취하면서 서서히 정신과 약을 줄였습니다. 그리고 지금은 다니던 모든 병원을 다니지 않을 정도로 호전되었습니다.

수술 없이 줄어든 물혹

성명 : 김미나
증상 : 유방 물혹

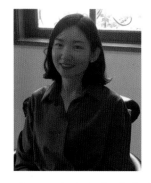

저는 자궁에 큰 물혹이 있어서 수술을 받았는데, 그 과정에서 유방 초음파를 통해 7개의 작은 혹이 있다는 사실을 알게 되었습니다.(첨부된 검사 결과표 참고) 의사 선생님은 3개월 후에 다시 검진을 하자며, 그때도 혹이 그대로 있거나 커지면 자궁 물혹 수술과 함께 유방 물혹 제거 수술도 해야 한다고 말씀하셨습니다.

작은 수술이지만 직접 경험해보니 신경 쓸 일이 많고, 수술 비용과 수술 후 추가 검진 비용도 부담이 되었습니다. 그래서 다시 수술을 받기 싫다는 생각이 들었습니다. 그때 평소에 먹던 영양제가 생각났습니다. 수술에 돈을 쓰기보다는 영양제로 몸을 해독하고, 건강을 챙기며 다른 장기들도 영양을 채우고 깨끗하게 청소하는 편이 낫겠다고 생각했습니다. 어차피 기다리는 3개월 동안 할 수 있는 일이 없

으니, 포도씨 추출물 프로
그램을 해보기로 했습니다.
도움이 되면 좋겠지만 혹이
줄어들지 않더라도 건강을
챙기는 방법이니 손해 볼
것은 없다고 생각했습니다.
그래서 일주일 동안 해독
프로그램을 진행했습니다.

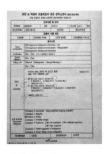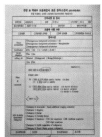

병원 진료 자료

해독을 하고 나니 미세한 통증이 사라진 것을 느꼈고, 혹시 혹이
작아졌을까 하는 기대감이 생겼습니다. 3개월 후 병원을 방문했을
때, 간호사가 초음파를 다시 하고 또다시 하며 열심히 찾는 듯한 느
낌을 받았습니다. 혹이 지난번과 비교해 어떠냐고 물어보니, 간호사
가 이상하다는 듯이 머뭇거리며 3개가 줄었다고 말했습니다. 의사
선생님도 검진을 받으며 저에게 운동을 했냐고 물으셨고, 더 이상
수술 이야기는 하지 않으시며 6개월 후에 다시 검진을 받으라고 하
셨습니다. 검진 결과표를 보니 혹이 3개가 줄었고, 남은 혹들도 크기
가 조금씩 작아진 것을 확인할 수 있었습니다.

포도씨 추출물로 깨끗해진 신장

성명 : 강현주

성별 : 여

증상 : 단백뇨와 혈뇨

2002년 건강검진에서 신장에 4cm와 7cm 크기의 두 개의 혹이 발견되었고, 신장에 결석이 가득 차 단백뇨와 혈뇨가 지속적으로 나왔습니다. 병원에서는 3개월마다 추적 관찰을 해야 하니 병원을 방문하라고 했습니다. 그 후로도 단백뇨와 혈뇨가 멈추지 않아 6개월마다 소변 검사, 혈액 검사, MRI 검사를 받아야 했습니다.

2012년 4월 극심한 옆구리 통증과 40도가 넘는 고열이 갑작스레 찾아왔습니다. 열이 너무 심해 감기인가 싶어 가까운 동네 이비인후과를 갔는데, 아무래도 이상하니 비뇨기과를 가보라 했습니다. 비뇨기과에서 초음파를 본 결과 신우신염이 의심되나 큰 혹이 보이니 대형병원을 가보는 게 좋겠다고 진료의뢰요청서를 써주었습니다. 그렇게 지역 대학병원 응급의학과를 가게 되었고, 또 그곳에서는 상태가 너무 좋지 않으니 신장 질환의 권위자가 있는 큰 대학병원에 가는 것이 좋겠다 하여 그 즉시 구급차를 타고 가장 유명하다는 대학병원 응급실로 갔습니다.

검사 결과는 '급성신우신염'. 이미 염증이 너무 심하고 간 수치가 비정상적으로 높아 병원 측에서는 이 신장은 더 이상 제 기능을 할 수 없으니 입원하고 신장이식 수술을 할 것을 권했습니다. 하지만 가족 중에 신장이식을 한 사례가 있어 그 어려움을 알기에 너무 괴로웠습니다.

그래서 제발 다른 병원 한 번만 더 가보자는 언니의 권유로 40도의 고열을 떨어뜨린 후 서울대병원으로 옮겨서 진료를 받았고, 의사 선생님은 일단 열은 떨어졌으니 추적 관찰하면서 수술 여부를 보자고 했습니다.

그렇게 저는 멈추지 않는 단백뇨와 혈뇨, 신장에 두 개의 혹, 신우신염 이력 등으로 보험 거절체가 되었고 언젠가는 신장이식 수술을 해야 할지 모른다는 불안감을 가지고 살아가게 되었습니다.

영양제를 통해 건강을 되찾은 언니의 권유로 영양제를 섭취했는데, 눈떨림과 같은 증상이 사라지면서 영양제의 효과를 체감하게 되었습니다. 염증에 좋다는 포도씨 추출물과 세포 영양 해독 프로그램을 통해 컨디션이 좋아지는 것을 느끼며 꾸준히 영양 관리를 했습니다.

몸이 좋아지면서 만성 방광염도 잊고 지냈습니다. 병원 검진에서 신장 제거를 권유받을까 두려워 병원 방문을 피하던 중, 2019년 언니의 강력한 권유로 오랜만에 진료를 받았습니다.

검사 결과, 의사 선생님은 단백뇨와 혈뇨가 없으며 신장을 가득

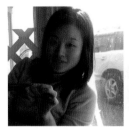
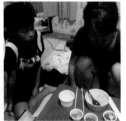
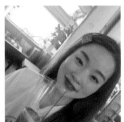

before   after

채웠던 결석도 보이지 않는다고 했습니다. 그리고 앞으로는 MRI나 혈액, 소변 검사 없이 초음파로 혹의 크기만 관찰하면 된다고 했습니다. 20여 년 만에 처음으로 단백뇨와 혈뇨가 없는 소변 검사 결과를 받은 것입니다. 의사는 혹이 장기가 아닌 이물질이며, 필요 시 레이저 시술로 제거할 수 있다고 했습니다.

가족의 신장을 이식받아야 할지도 모른다는 걱정과 평생 면역억제제를 먹으며 살아가야 한다는 부담에서 벗어난 순간, 가슴이 벅찼습니다. 병원을 나오자마자 언니에게 전화를 걸어 말했습니다. "언니, 언니가 나를 살렸어. 그리고 영양제가 나를 살렸어! 언니, 고마워!"

간절하게 노력해서 되찾은 간 건강

성명 : 강선영

성별 : 여

증상 : 만성 B형 간염

저는 예쁜 딸 셋을 키우며 예약제로 집에서 네일아트를 하고 있습니다. 태어날 때 엄마로부터 수직감염으로 B형 간염 바이러스를 물려받았죠.

만성 B형 간염은 B형 간염 바이러스에 의한 감염이 6개월 이상 지속되면서 만성적으로 간에 염증과 괴사가 발생하는 질환을 뜻합니다.

41살에 간수치가 300~400 정도 나오면서 콜레스테롤 수치도 높아졌습니다. 의사 선생님께서는 '이 상태라면 50살도 되기 전에 중풍으로 쓰러질 수 있다'고 말씀하셨습니다. 충격적이었죠! 살을 빼야 콜레스테롤 수치가 정상으로 돌아올 거라며 다이어트를 하라고 하셨습니다.

그래서 아이 셋 키우랴 일하랴 정신없는 가운데 샐러드만 먹으면서 운동도 열심히 한 결과 다이어트에 성공했습니다! 그러나 살은 빠졌지만 건강은 엉망이 되었습니다. 건강에 적신호로 불리는 모든 수치가 오히려 더 올랐습니다.

너무 속상했죠. 의사 선생님께서는 '갑작스러운 몸의 변화는 간에 무리를 줄 수 있다'면서, '그래도 꾸준히 계속하다 보면 좋아질 것'이라고 말씀하셨습니다. 하지만 저는 더 이상 자신이 없었어요. 샐러드만 먹고 살 수는 없잖아요.

집에 돌아와서 네일 하러 온 손님에게 속상한 마음을 하소연했더니, 그분이 조심스럽게 '안전한 영양제가 있다'며 소개해 주셨습니다. 병원에서는 간이 안 좋으니 영양제뿐만 아니라 보조 식품도 함부로 먹지 말라고 했습니다. 하지만 이미 많이 지쳐 있는 상태라, 이래도 죽고 저래도 죽을 거면 뭐라도 한번 해보고 싶었습니다.

손님이 안내해 주는 《영양제 비교 가이드북》의 내용을 보고, '이렇게 안전하다는데 한 번 해볼까?'라는 생각에 세포 영양 해독을 시작했습니다.

늘 피곤에 절어 있다 보니 컨디션이 좋아지는 것을 단번에 느꼈습니다. 해독하고 병원에 가니 의사 선생님께서 간 수치와 콜레스테롤 수치가 좋아졌다고 기뻐하시며 6개월 후에 보자고 하셨습니다.

수치가 좋아졌다는 이야기를 듣고 이후에는 영양제를 전혀 먹지 않았습니다. 그리고 6개월 만에 병원에 갔는데, 의사 선생님이 깜짝 놀라셨습니다. 다시 간 수치가 치솟아 있었던 것입니다.

이제는 약으로 치료해야 한다며 항바이러스 약을 처방해 주셔서 2개월 동안 먹었습니다. 항바이러스제를 2개월 복용하고 병원에 갔는데, 이번에는 간암 수치가 높게 나와 간암일 수 있으니 간암 전문

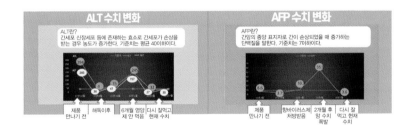

병원으로 옮기라고 했습니다.

가려는 병원에 금세 병실이 나지 않아, 입원까지 한 달 정도의 시간이 비었습니다. 한 달 동안 암이 주는 공포가 엄청 컸습니다. 그래서 정제된 포도씨 추출물과 강력한 항산화제가 들어 있는 영양제를 메가로 매일 세 번 먹었습니다. 그리고 한 달 후 암 전문 병원 암센터에서 혈액 검사를 했습니다.

너무 떨렸는데, 의사 선생님께서 모든 것이 정상이라며 신기해하셨습니다. 그때가 2022년 3월이었습니다. 간암 수치, 간염 수치, 콜레스테롤 수치, 바이러스 수치 등이 떨어져서 정상 범위에 들어갔습니다.

이제는 영양제를 생명줄처럼 여기며 빠뜨리지 않고 잘 챙겨먹고 있습니다. 정제된 포도씨 추출물과 항산화 영양제 덕분에 찾은 건강으로 인생이 완전히 달라져 하루하루 활기차게 보내고 있습니다.

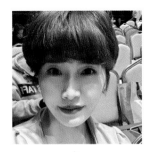

after

천식 증상이 좋아졌어요

성명 : 전영실

성별 : 여

증상 : 천식

20대 초반 취업을 위해 건강검진을 할 기회가 있었습니다. 들뜬 마음과 달리 결과는 결핵이라는 진단을 받았고 온 가족이 저 때문에 모두 검사를 받아야 했고, 취업 또한 좌절을 경험하게 되었습니다.

6개월간 보건소 약을 먹었고 그 이후로 저는 왼쪽으로 누워서 잘 때는 쌕쌕거리는 저의 숨소리에 잠에서 깨는 날도 많았습니다.

시간이 흘러 결혼하고 두 아이를 출산 후 자꾸 기침이 끓기지 않고 자꾸 나오는 거예요. 폐질환을 앓았던 이력이 있는 저로서는 겁이 나더라구요.

분당OO대병원 가서 여러가지 검사후 결과로 비염과 천식이라는 진단을 받게 되었습니다 . 벌써 20년 전 이야기입니다.

천식 진단 이후로 처음에는 벤토린과 세레타이드를 처방받아 급할 때는 벤토린을 사용하고 아침, 저녁으로 세레타이드를 흡입하며 15년을 살아왔습니다.

5년전 지인으로부터 소개받은 포도씨추출물과 비타민, 미네랄의 효능을 저는 잊을 수 없는데요. 빨리 걷지도 뛰지도 못하고 찬 바람 불면 코와 목을 꽁꽁 싸매고 다니던 제가 겨울에 코트도 입지 않고 차에 필요한 것을 가지러 뛰어가는 모습을 본 친구가 걱정스러운 얼굴로 "괜찮아?" 하는데 사실 저도 저의 행동에 놀랐습니다.

항산화제 포도씨추출물과 비타민, 미네랄 6개월 섭추 후 변화된 저의 모습이었습니다 . 5년이 지난 지금은 왼쪽으로 누워 자도 쌕쌕 소리가 이제는 들리지 않고 50년 동안의 체력 중 지금의 체력이 가장 좋다고 저는 자신있게 말할수 있습니다. (친구들도 인정합니다) 지인의 항산화제 추천을 제가 흘려 들었던지 약을 맹신하고 거부했더라면 지금의 저는 삶의 질이 많이 떨어진 삶을 살고 있지 않았을까 하는 생각을 하면서 지인을 믿은 저를 칭찬해 봅니다.

참고도서 및 논문자료

내 몸을 살린다 시리즈 / 정윤상 외 24인 지음

내 몸을 살리는 시리즈 / 정용준 외 10인 지음

The Healthy Home / 마이런 웬츠, 데이브 웬츠 지음

Comparative Guide to Nutritional Supplements / Lyle MacWilliam Msc, FP 지음

건강 수명을 늘리는 영양의학 가이드 / 레이 D. 스트랜드 지음

질병은 없다 / 제프리 블랜드 지음

건강기능식품학 / 송봉준 외 3인 지음

비타민C 박사의 생명 이야기 / 이왕재 지음

비타민C 면역의 비밀 / 하병근 지음

심혈관 전쟁 / 김홍배 지음

혈액을 맑게하는 건강혁명 / 이시하라 유우미 지음

모세혈관, 건강의 핵심 젊음의 비결 / 네고로 히데유키 지음

피를 맑게 혈관 튼튼 심장 강화 / 윤승천 편역

혈관을 살리는 영양치료 / 김상원 지음

혈관 건강법 / 성효경 지음

Application of Coenzyme Q10 in Clinical Practice

NIH—Grape seed extract: having a potential health benefits

Vitamins — LiverTox — NCBI Bookshelf (nih.gov)

네이처 신진대사(Nature Metabolism) 2022

**우리집 건강 주치의,
〈내 몸을 살린다〉시리즈 살펴보기**

1. 비타민, 내 몸을 살린다
2. 물, 내 몸을 살린다
3. 영양요법, 내 몸을 살린다
4. 면역력, 내 몸을 살린다
5. 온열요법, 내 몸을 살린다
6. 디톡스, 내 몸을 살린다
7. 생식, 내 몸을 살린다
8. 다이어트, 내 몸을 살린다
9. 통증클리닉, 내 몸을 살린다
10. 천연화장품, 내 몸을 살린다
11. 아미노산, 내 몸을 살린다
12. 오가피, 내 몸을 살린다
13. 석류, 내 몸을 살린다
14. 효소, 내 몸을 살린다
15. 호전반응, 내 몸을 살린다
16. 블루베리, 내 몸을 살린다
17. 웃음치료, 내 몸을 살린다
18. 미네랄, 내 몸을 살린다
19. 항산화제, 내 몸을 살린다
20. 허브, 내 몸을 살린다
21. 프로폴리스, 내 몸을 살린다
22. 아로니아, 내 몸을 살린다
23. 자연치유, 내 몸을 살린다
24. 이소플라본, 내 몸을 살린다
25. 건강기능식품, 내 몸을 살린다

**젊게, 건강하게, 오래오래 살고싶은
현대인들의 건강백서!**

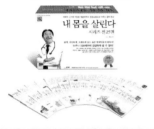

**우리집 건강 주치의,
〈내 몸을 살리는〉시리즈 살펴보기**

1. 내 몸을 살리는, 노니
2. 내 몸을 살리는, 해독주스
3. 내 몸을 살리는, 오메가-3
4. 내 몸을 살리는, 글리코영양소
5. 내 몸을 살리는, MSM
6. 내 몸을 살리는, 트랜스터팩터
7. 내 몸을 살리는, 안티에이징
8. 내 몸을 살리는, 마이크로바이옴
9. 내 몸을 살리는, 수소수
10. 내 몸을 살리는, 게르마늄
11. 내 몸을 살리는, 혈행 건강법

각권 3,000원

**〈내 몸을 살린다, 내 몸을 살리는〉
시리즈가 특별한 이유**

1. 누구나 쉽게 접할 수 있게 내용을 담았습니다. 일상 속의 작은 습관들과 평상시의 노력만으로도 건강한 상태를 유지할 수 있도록 새로운 건강 지표를 제시합니다.

2. 한 권씩 읽을 때마다 건강 주치의가 됩니다. 오랜 시간 검증된 다양한 치료법, 과학적·의학적 수치를 통해 현대인이라면 누구나 쉽게 적용할 수 있도록 구성되어 건강관리에 도움을 줍니다.

3. 요즘 외국의 건강도서들이 주류를 이루고 있습니다. 가정의학부터 영양학, 대체의학까지 다양한 분야의 국내 전문가들이 집필하여, 우리의 인체 환경에 맞는 건강법을 제시합니다.

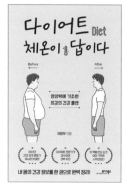

**다이어트
체온이 답이다**
이창우 지음
136쪽 | 13,000원

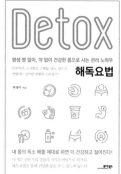

해독요법
박정이 지음
304쪽 | 30,000원

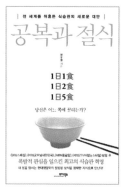

공복과 절식
양우원 지음
274쪽 | 14,000원

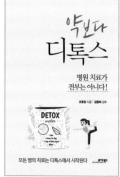

약보다 디톡스
조윤정 지음
136쪽 | 9,000원

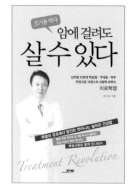

**암에 걸려도
살 수 있다**
조기용 지음
255쪽 | 15,000원

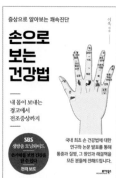

**손으로 보는
건강법**
이욱 지음
216쪽 | 17,000원

함께 읽으면 좋은 **건강도서**

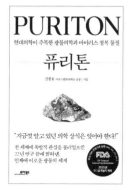

퓨리톤
김광호 지음
224쪽 | 22,000원

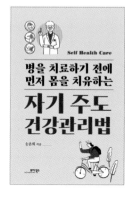

**자기 주도
건강관리법**
송춘회 지음
280쪽 | 16,000원

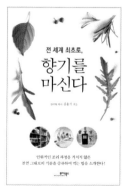

**전 세계 최초로,
향기를 마신다**
김용식 지음
144쪽 | 10,000원

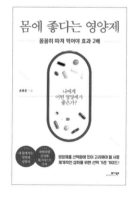

**몸에 좋다는
영양제**
송봉준 지음
320쪽 | 20,000원

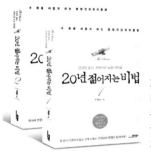

**20년 젊어지는
비법 1,2권**
우병호 지음
1권 380쪽, 2권 392쪽
각 15,000원

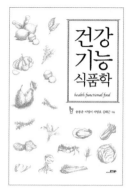

건강기능식품학
송봉준외 3인 지음
404쪽 | 50,000원

리더의 마인드 구축을 위한 가이드 북

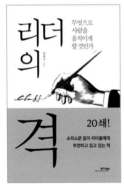

리더의 격(양장)
김종수 지음
244쪽 | 15,000원

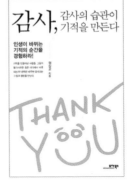

**감사, 감사의
습관이 기적을
만든다**
정상교 지음
246쪽 | 13,000원

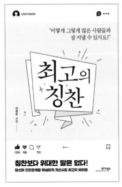

최고의 칭찬
이창우 지음
276쪽 | 15,000원

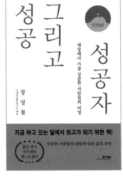

**성공 그리고
성공자**
장성철 지음
272쪽 | 17,000원

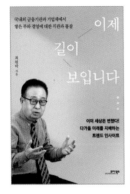

**이제
길이 보입니다**
최원락 지음
272쪽 | 21,000원

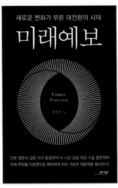

미래예보
정호준 지음
280쪽 | 20,000원

당신이 생각한 마음까지도 담아 내겠습니다!!

책은 특별한 사람만이 쓰고 만들어 내는 것이 아닙니다.
원하는 책은 기획에서 원고 작성, 편집은 물론,
표지 디자인까지 전문가의 손길을 거쳐
완벽하게 만들어 드립니다.
마음 가득 책 한 권 만드는 일이 꿈이었다면
그 꿈에 과감히 도전하십시오!

업무에 필요한 성공적인 비즈니스뿐만 아니라 성공적인 사업을 하기 위한
자기계발, 동기부여, 자서전적인 책까지도 함께 기획하여 만들어 드립니다.
함께 길을 만들어 성공적인 삶을 한 걸음 앞당기십시오!

도서출판 모아북스에서는 책 만드는 일에 대한 고민을 해결해 드립니다!

모아북스에서 책을 만들면 아주 좋은 점이란?

1. 전국 서점과 인터넷 서점을 동시에 직거래하기 때문에 책이 출간되자마자 온라인, 오프라인 상에 책이 동시에 배포되며 수십 년 노하우를 지닌 전문적인 영업마케팅 담당자에 의해 판매부수가 늘고 책이 판매되는 만큼의 저자에게 인세를 지급해 드립니다.

2. 책을 만드는 전문 출판사로 한 권의 책을 만들어도 부끄럽지 않게 최선을 다하며 전국 서점에 베스트셀러, 스테디셀러로 꾸준히 자리하는 책이 많은 출판사로 널리 알려져 있으며, 분야별 전문적인 시스템을 갖추고 있기 때문에 원하는 시간에 원하는 책을 한 치의 오차 없이 만들어 드립니다.

기업홍보용 도서, 개인회고록, 자서전, 정치에세이, 경제 · 경영 · 인문 · 건강도서

모아북스
MOABOOKS 문의 0505-627-9784

체험을 통해 밝혀진 건강이야기 **혈통만사**

| **1판 1쇄** 인쇄 | 2024년 06월 28일 | **2쇄** 발행 | 2024년 08월 30일 |
| **1쇄** 발행 | 2024년 07월 05일 | **3쇄** 발행 | 2024년 09월 06일 |

지은이	남동욱
발행인	이용길
발행처	모아북스 MOABOOKS

| **관리** | 양성인 |
| **디자인** | 장원석(본문 편집) |

출판등록번호	제10-1857호
등록일자	1999.11.15
등록된 곳	경기도 고양시 일산동구 호수로(백석동)358-25 동문타워 2차 519호
대표전화	0505-627-9784
팩스	031-902-5236
홈페이지	http://www.moabooks.com
이메일	moabooks@hanmail.net
ISBN	979-11-5849-241-0 03510